闵行区科普项目资助

庞宇峰 • 主编

What You Don't Know
about Snore

你不知道的
打呼噜 秘密

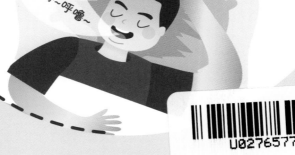

呼~呼噜~

复旦大學 出版社

主 编 简 介

庞宇峰，复旦大学附属上海市第五人民医院耳鼻咽喉科主任，主任医师。现任上海市医学会耳鼻咽喉头颈外科分会委员、上海市中西医结合学会耳鼻喉科分会委员、上海市中医药学会中医耳鼻咽喉科专业委员会委员、"科普中国"专家、闵行区健康科普专家库成员。

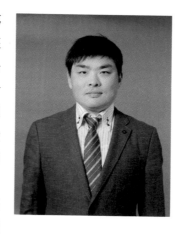

长期从事耳鼻咽喉头颈外科临床工作，在鼻炎、鼻窦炎、鼾症、头颈部肿瘤等疾病方面积累了丰富的临床经验，擅长相关疾病的内镜微创手术治疗。在核心期刊发表学术论文 20 余篇，获得发明专利 3 项，曾荣获中国（上海）国际发明创新展览会铜奖。热心耳鼻咽喉科的科普知识传播，常常深入社区进行科普讲座，积极参与科普书籍的撰写。作为副主编出版科普书《鼻-鼻窦炎咨询》；作为主编撰写科普书《你不知道的鼻炎秘密》，该书在由中央宣传部、农业农村部主办的评选中，获评 2021 年度"农民喜爱的百种图书"，并进入全国农家书屋。近年来，充分利用移动新媒体平台开展科普活动，目前作为主编运营微信公众号及头条号"海上五官"，每周定期更新科普内容。

　　曾多次获得年度先进并被闵行区人社局记功奖励,两次获得复旦大学附属上海市第五人民医院优秀共产党员称号,并于 2016 年获得闵行区卫生计生委优秀共产党员称号。

序　言

　　打呼噜是一种很常见的生活现象,很多成年人习以为常,觉得无所谓。有些家长发现他们自己的宝宝也像成年人一样,晚上睡觉会打呼噜,觉得既奇怪又紧张。为什么这么小的宝宝睡觉也会有鼾声?打呼噜对人的身体健康到底有没有伤害?

　　打呼噜是一个症状名称,医学上有一个非常复杂的病名:阻塞性睡眠呼吸暂停低通气综合征(obstructive sleep apnea hypopnea syndrome, OSAHS),它是睡眠时产生的病症。目前,该病的发病率在不断上升,已成为全球范围内的公共卫生问题。

　　成年人阻塞性睡眠呼吸暂停低通气综合征是一种由多种因素引起的疾病,其中最常见的病因是肥胖、鼻腔和喉部畸形、口腔和咽喉部肌肉松弛、睡姿不当等。患者在睡眠时会出现呼吸暂停、低通气和缺氧等症状,使得身体无法得到充分的休息和恢复。长期睡眠障碍还会导致心血管疾病、高血压、糖尿病等慢性疾病的发生,对人们的健康造成极大的威胁。

　　儿童打呼噜也是一个常见的问题,往往被家长忽视。打呼噜可能对儿童的健康产生负面影响,如影响睡眠质量、增加呼吸道感染的风险等。儿童打呼噜的原因有很多种,包括扁桃体肥大、腺样体肥大、口呼吸、过度疲劳等。

　　本书编者通过生动有趣的卡通漫画的形式,对人们这种常见的打呼噜现象进行了阐述和科普，包括定义、病因、症状、诊断、治疗和预防等方面。我们希望通过这些介绍，能够帮助读者更好地了解该病，掌握相关知识，及时就医，减少疾病对健康的危害。

最后，感谢庞宇峰主任这些年为耳鼻咽喉头颈外科的科普作出的努力，他前几年出版的《你不知道的鼻炎秘密》一书得到广大读者的喜爱，这次又出版《你不知道的打呼噜秘密》，希望能带给读者新的收获和惊喜。同时，也要感谢读者们的支持和关注，希望大家通过阅读本书获得更多有关打呼噜的健康知识，更好地保护自己和孩子的健康。

龚静蓉

复旦大学附属上海市第五人民医院耳鼻咽喉科主任、副教授

上海市医学会耳鼻喉科专科委员会委员

上海市医师协会耳鼻咽喉科委员会委员

闵行区重点专科学科带头人

2023 年 7 月

前　言

　　关于打呼噜这件事情，许多人感到既熟悉又陌生。熟悉的是，每个人都能从身边找到几个打呼噜的朋友，能了解一二。陌生的是，并不是所有人都能搞清楚打呼噜到底要不要紧，什么样的打呼噜要治疗。

　　本书抽丝剥茧般地将打呼噜这件事情讲清楚，告诉你什么样的打呼噜没关系，什么样的打呼噜是一种病。本书中病理性的打呼噜主要是指阻塞性睡眠呼吸暂停低通气综合征（OSAHS），这是一种临床常见的睡眠病症，发病率高，危险性大，并且病因病机复杂。OSAHS主要临床表现是呼吸暂停，睡眠时打鼾，由呼吸暂停而导致的反复高碳酸血症和低氧血症，会损害多脏器功能，出现严重的心脑血管并发症。不管是成年人还是儿童，近年来 OSAHS患病率呈明显上升趋势，已经成为我们生活中常见的健康杀手，给患者的工作、学习和生活带来了诸多影响，加重了个人和整个社会的经济负担。然而，公众对于打呼噜的科学知识知之甚少。

　　人们往往只知道打呼噜，而不知道 OSAHS。OSAHS 和单纯的打呼噜明显不同，单纯的打呼噜鼾声较小，不会出现夜眠憋气及低通气，也不会出现一系列代谢性并发症，但普通人并不清楚两者之间的区别。临床上，耳鼻喉科医师常常发现，鲜有患者能够受到应有的打呼噜方面的健康教育，而患者往往抱着希望一次治愈的想法辗转多处求医。

看完本书，你一定会对打呼噜有一个全面的了解。本书贴近读者需求，内容丰富，涵盖了打呼噜常见的诊疗与保健知识。而且，本书通过大量的插画，帮助读者更好地理解相关健康知识。我们希望读者朋友们通过阅读本书，对打呼噜多一些认知，少一点误解。我们也希望更多的人知道，什么样的打呼噜是病，什么样的打呼噜需要诊治，生活中如何预防 OSAHS，如何一夜安睡到天亮。

在编写本书时，我们本着实用、科学、有趣、易懂的原则，将打呼噜的相关专业知识通俗化、卡通化。但由于编者水平有限，难免有所不足与纰漏，敬请读者谅解！

庞宇峰

2023 年 5 月

目 录

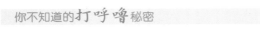

英雄也爱打呼噜？ 你知道
历史上打呼噜的趣事吗？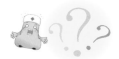

　　"打呼噜"的历史也许比人类本身的历史更悠久一些,因为在
有人类之前,许多动物就会打呼噜了。作为人类的近亲,猿猴在晚
上发出雷霆般的鼾声,可以起到驱赶野兽的作用。

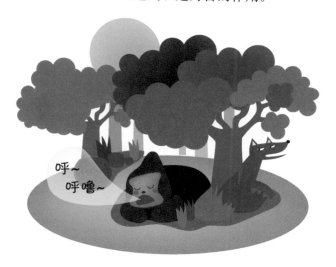

呼~
呼噜~

　　在中国的传统观念中,"打呼噜"这个词往往是有些褒义的,当
一个人打呼噜时,往往代表着他睡得正酣。在古典文学作品中,许

多好汉都有打鼾的描写,如《三国演义》里,张飞晚上睡觉时就大打呼噜,甚至最后遇害也与此有关。一代英雄就是因为睡觉时"鼻息如雷",让刺客认定他已熟睡,从而被刺。而同时代的吴国大都督周瑜,在和蒋干同榻而卧时,假装"鼻息如雷",佯装睡熟,致蒋干受骗上当。这一招"蒋干中计"让曹操痛失蔡瑁、张允两将。

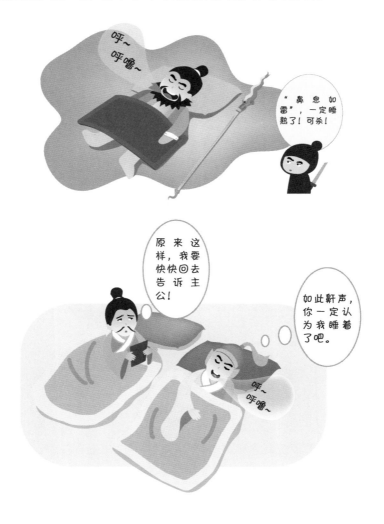

　　除了英雄好汉外，许多文人也有"打呼噜"的趣事。北宋大文豪苏东坡也是个"打呼噜爱好者"，我们可爱的东坡先生也并不以打呼噜为耻，而常以此自嘲。他曾有诗云："岁恶诗人无好语，夜长鳏守向谁亲。少思多睡无如我，鼻息如雷撼四邻。"可见他打呼噜的冲击波已经到了震撼周围邻居的地步了。不光苏轼打鼾，他家的书童也不甘示弱。苏轼在《临江仙》里写道："夜饮东坡醒复醉，归来仿佛三更。家童鼻息已雷鸣。敲门都不应，倚杖听江声。"可以想象，每到深夜，苏东坡家鼾声此起彼伏，那可真是邻居的噩梦了。

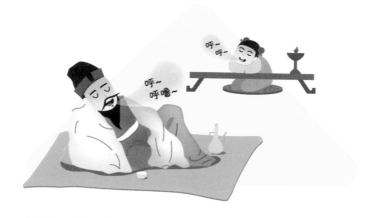

　　在西方，"打呼噜"这件事的历史也十分悠久，但与我们不同的是，他们描述时更多带有一些贬义色彩。古希腊神话中宙斯的儿子——酒神巴克斯（Bacchus）是现有记录中最早的打呼噜患者。巴克斯体形庞大，肥硕无比，贪吃贪睡，睡觉时会发出雷鸣般的鼾声，最后不幸死于打鼾引发的窒息。可见在西方文化中，"打呼噜"这一行为一开始就是病态的。时间再近些，英国前首相丘吉尔也以打呼噜出名。在他的新婚之夜，几杯白兰地下肚后，丘吉尔的呼噜声惊天动地，此起彼伏，最后他的新娘因为受不了这噪声落荒而逃。

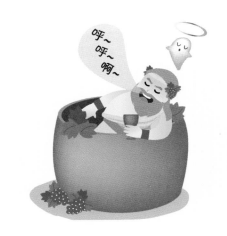

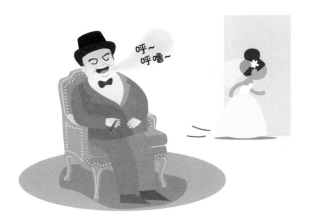

　　"打呼噜"的历史如此悠久,但我们对它的认识近些年才逐渐清晰,下面逐步给大家介绍一些你不知道的"打呼噜"的秘密。

"羊"还是"狼"? 从"打呼噜"到"OSAS"的历史

上一篇文章中我们提到,在历史上很长一段时间中,人们并没有将"打呼噜"和疾病联系在一起,所以被记录下来的往往都是些奇闻趣事。而现代医学中让我们闻之色变的"打呼噜"往往与另一个名字——"阻塞性睡眠呼吸暂停综合征"相联系,英文称作"obstructive sleep apnea syndrome",简称"OSAS"。如果说打呼噜是温顺的"绵羊",那"OSAS"就是披着羊皮的"狼"。如果说打呼噜只是一个症状的话,那"OSAS"就真真切切是一种危害健康的疾病了。

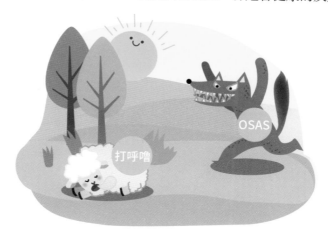

其实人们真正认识"OSAS"的真面目，也只是近几十年的事情。把时光回溯到 1956 年，伯韦尔（Burwell）医生报道了一个有趣的病例。这位患者是一位中年男性，他体形矮胖，体重超过 100 千克，随着体重不断增加，逐渐出现嗜睡、乏力、打呼噜等症状。让他下定决心找伯韦尔医生看病的原因其实是一件小事。这位患者平时好赌，时常和朋友们打扑克。有一次他拿到一手好牌——"三张 A，两张 K"，不料出牌的关键时刻他竟然打起了瞌睡。等他醒来，错过了下注的机会，痛失好局，不仅如此，朋友们竟然还嘲笑他当时鼾声如雷。伯韦尔医生仔细监测了这位患者的睡眠情况，发现他睡眠中除了打鼾外，还会出现不规则呼吸暂停，伴有身体的抖动。这种情况让伯韦尔医生联想到了大文豪狄更斯的小说《匹克威克外传》中的乔（Joe），所以他将这一病例命名为"匹克威克综合征"，当时他认为这一疾病的原因是肺泡中二氧化碳的潴留中毒。当然，由于时代所限，伯韦尔医生并未认识到这种情况其实应该是"阻塞性睡眠呼吸暂停综合征"，而现在普遍认为正是伯韦尔医生的研究，叩开了人类研究"OSAS"的大门。

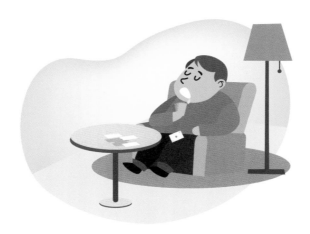

到了 1964 年，德国科学家库尔（Kuhl）和法国科学家加斯托（Gastaut）等通过研究一些匹克威克综合征患者的睡眠情况，先后发现匹克威克综合征的主要病因是上呼吸道阻塞。当时他们发现一旦患者接受了气管切开手术，所有的症状便都消失了。

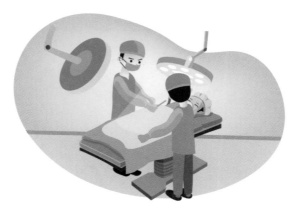

20 世纪 70 年代，美国科学家吉耶米诺（Guilleminault）和德门特（Dement）尝试给打鼾患者进行睡眠监测，并最早提出了"睡眠呼吸暂停"这一疾病名称，他们将每晚呼吸暂停超过 30 次作为"睡眠呼吸暂停"的诊断标准。

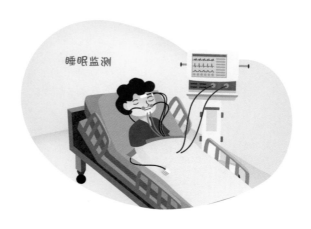

睡眠监测

在对"OSAS"这一疾病不断认识的同时,对于治疗的探索也没有停止。当然,这些治疗主要分为两派,一派是"非手术派",另一派自然就是"手术派"了。20世纪80年代,澳大利亚的沙利文(Sullivan)教授第一次用持续正压通气(一种呼吸机)治疗"OSAS"患者,并取得了非常好的效果。同时代日本的藤田(Fujita)医生将腭咽成形术应用于"阻塞性睡眠呼吸暂停综合征"患者,效果也十分显著。

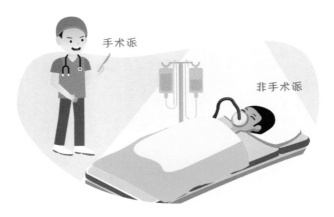

手术派

非手术派

可见,如果从历史的长河中去了解"打呼噜"这件事,现代医学对它的研究也才跨出了一小步。下一章,我将带大家了解"OSAS"是如何变为"OSAHS"的。

什么是"OSAHS"？打呼噜和"OSAHS"一样吗？

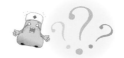

不论是成年人还是儿童，因为打呼噜去医院就诊，医生的诊断上往往会写"OSAHS"。那什么是"OSAHS"？前面我们回顾了人类历史上对于打鼾这一现象的认识过程，其中说到了"OSAS"。那现在的"OSAHS"又是什么呢？

原来，"鼾症"只是俗称，这个疾病真正的名称是"OSAHS"，全称是"obstructive sleep apnea hypopnea syndrome"，翻译过来是"阻塞性睡眠呼吸暂停低通气综合征"，它比"OSAS"多了一个"hypopnea"，也就是多了一个"低通气"的内容。这是由于随着对于鼾症认识的深入，医生们发现打鼾时的憋气有时候并不是完全性的憋气，有时候也会出现低通气，所以对这一疾病的名称进行了修正。

什么是"OSAHS"？

简而言之，"OSAHS"是指患者在睡眠过程中反复出现呼吸暂停和低通气，其中，睡眠呼吸暂停指的是睡眠时口鼻呼吸气流消失或者明显减弱，持续时间＞10秒。而阻塞性睡眠呼吸暂停，主要指口鼻气流消失，但胸腹式呼吸仍然存在。再简单点解释，就是我

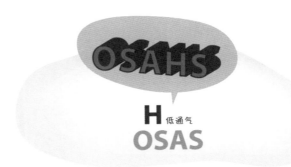

们的身体仍然在做呼吸运动,但由于口腔、鼻腔、咽喉等上呼吸道的阻塞,口鼻气流无法进入,从而导致呼吸暂停。有时候,打鼾时并不出现完全的呼吸暂停,而只是出现呼吸减弱,这种情况称为低通气,临床上我们定义的低通气是指睡眠过程中口鼻气流较基线水平降低≥30％并伴有血氧饱和度下降≥4％,持续时间≥10秒。通俗理解就是,睡觉时口鼻堵住了,气吸不进去导致憋气,进一步身体就缺氧了。

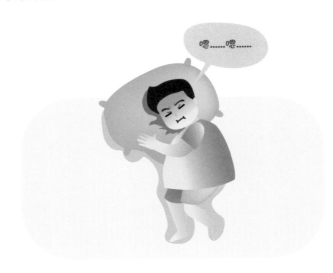

典型的"OSAHS"在临床上可表现为打鼾,而且鼾声响、不规律。患者经常自觉憋气,甚至反复被憋醒,同时常伴夜尿增多、晨起头痛、头晕、口咽干燥等症状。而夜间反复的呼吸暂停及低通气可以造成慢性间歇性低氧,血液中二氧化碳潴留,全身炎症反应,抗氧化能力不足,进而出现各种心血管疾病、糖尿病等代谢性疾病。

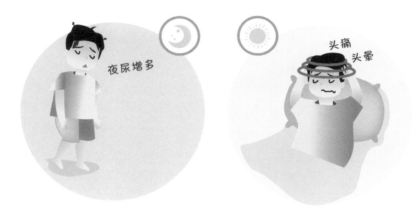

　　另外,"OSAHS"患者由于夜间睡眠节律紊乱,反复出现呼吸暂停及觉醒,所以白天会出现一定程度的嗜睡,严重者逐渐出现心理、行为的异常。可以想象,这种情况非常影响生活与工作,如果是在开车或者是在一些对安全要求较高的工作场所,间歇性嗜睡容易引起严重后果。所以,目前已经明确"OSAHS"是一个全身性疾病,而且与猝死、车祸等也脱不了干系。

　　由此,我们已经大概知道了"OSAHS"是一种什么疾病了,它与单纯打鼾有着明显不同。单纯的打呼噜,鼾声较小,不会出现夜眠憋气及低通气,也不会引起一系列代谢性疾病等并发症。但我们需要知道的是,单纯的打呼噜也并不是那么"无辜",可以对其

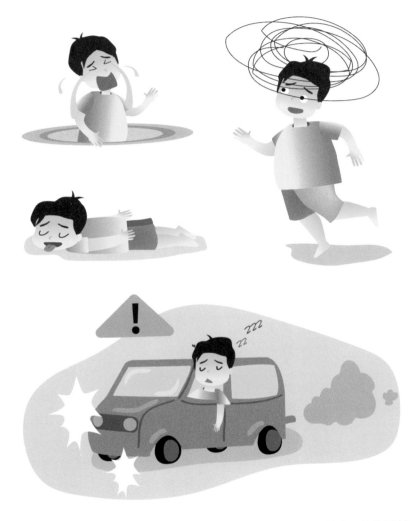

　　"无罪释放"。几乎所有"OSAHS"患者，都是从轻微的打呼噜开始的。如果说"OSAHS"是十恶不赦的恶魔的话，那打呼噜就是它的"手下打手"。所以，当出现打呼噜时，我们就应当重视，而不要任由它逐渐变为可怕的"OSAHS"。

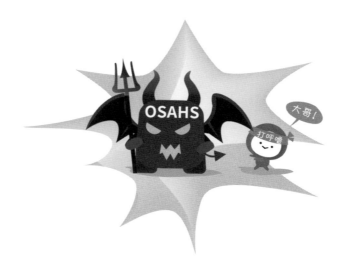

你应该知道的关于打呼噜的一些知识点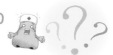

既然我们知道打呼噜到底是什么,那关于打呼噜、鼾症以及OSAHS,我们都应该知道一些基本的定义。以下便是与OSAHS相关的一些定义,后续文章我们也会再详细介绍。

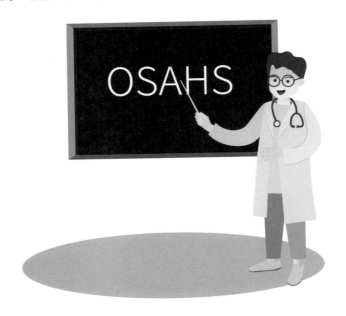

1. 阻塞性睡眠呼吸暂停低通气综合征（OSAHS）：是指睡眠时上气道塌陷阻塞引起的呼吸暂停和低通气，通常伴有打鼾、睡眠结构紊乱、频繁发生血氧饱和度下降、白天嗜睡、注意力不集中等病症，并可导致高血压、冠状动脉粥样硬化性心脏病（简称冠心病）、糖尿病等多器官多系统损害。

2. 睡眠呼吸暂停（sleep apnea，SA）：睡眠过程中口鼻呼吸气流消失或明显减弱（较基线幅度下降≥90％），持续时间≥10秒。

3. 阻塞性睡眠呼吸暂停（obstructive sleep apnea，OSA）：指口鼻气流消失，胸腹式呼吸仍然存在。

4. 低通气（hypopnea）：睡眠过程中口鼻气流较基线水平降低≥30％，并伴脉搏血氧饱和度（SpO_2）下降≥4％，持续时间≥10秒；或者口鼻气流较基线水平降低≥50％，并伴 SpO_2 下降≥3％，持续时间≥10秒。

5. 呼吸暂停低通气指数（apnea hypopnea index，AHI）：睡眠中平均每小时呼吸暂停与低通气的次数之和。

6. OSAHS 的诊断标准：每夜 7 小时睡眠过程中呼吸暂停及低通气反复发作 30 次以上，或 AHI≥5 次/小时。呼吸暂停事件以阻塞性为主，伴打鼾、睡眠呼吸暂停、白天嗜睡等症状。

7. OSAHS 的诊断方法：多导睡眠监测（polysomnography，PSG），俗称睡眠监测，是诊断 OSAHS 最重要的检查方法。通过夜间连续的呼吸、动脉血氧饱和度、脑电图、心电图、心率等指标的监测，可以了解打鼾者有无呼吸暂停、暂停的次数、暂停的时间、发生暂停时最低动脉血氧值及对身体健康影响的程度，是国际公认的诊断睡眠呼吸暂停低通气综合征的金标准。正规监测一般需要整夜不少于 7 小时的睡眠。

8. OSAHS病情分度：应充分考虑临床症状、合并症情况、

AHI 及夜间 SpO_2 等实验室指标,根据 AHI 和夜间 SpO_2 将 OSAHS 分为轻、中、重度,其中以 AHI 作为主要判断标准,夜间最低 SpO_2 作为参考(表 1)。

表 1 成年人 OSAHS 病情程度与 AHI 和/或低氧血症程度判断依据

程度	AHI(次/小时)	最低 SpO_2(%)
轻度	5～15	85～90
中度	16～30	80～84
重度	>30	<80

睡眠监测是什么？为什么检查打呼噜都要做这个检查？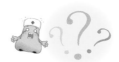

"我打呼噜到底是不是病?"每当医生碰到这个问题时,一定会说:"我也不确定,你需要做一个睡眠监测才能确诊。"那什么是睡眠监测呢? 为什么一定要做睡眠监测呢?

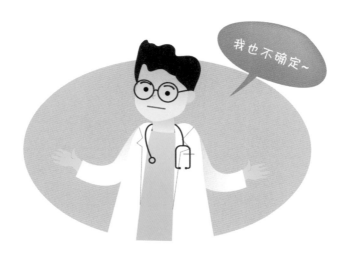

简而言之,睡眠监测是诊断 OSAHS 的金标准,只有睡眠监测发现了相应的异常结果,才能确定打呼噜是不是有问题。我们常

说，打呼噜不一定是病，只有打呼噜时出现反复憋气才有问题，而睡眠监测就是在我们睡眠时检测有无憋气的"利器"。

当然，睡眠监测只是一个简称，全称是多导睡眠监测（polysomnography），也常称为 PSG。PSG 不仅监测有无睡眠憋气，还会持续监测我们睡眠时的呼吸、胸腹部活动、动脉血氧饱和度、心电图、心率、体位、脑电图等指标。别看这些检查项目种类繁多，其实每个都对 OSAHS 的诊断有独特意义。鼻气流管可以检测有无呼吸气流；胸腹部绑带可以检测呼吸运动；血氧饱和度探头可以检测血液中有无缺氧发生；体位探测器可以检测不同时间受试者是仰卧、侧卧还是俯卧。通过这些监测设备，可以了解受试者夜间有无呼吸暂停、暂停的次数、暂停的时间、发生暂停时最低动脉血氧值、心率、身体的体位等情况，从而判断有无 OSAHS 的发生，以及 OSAHS 的程度。

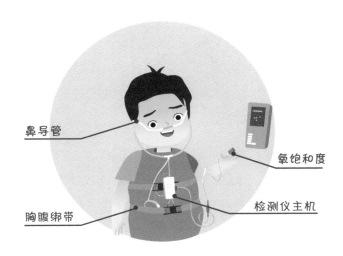

一般医院的睡眠监测分为两种，一种是常规的多导睡眠监测，患者需要在医院专用的睡眠监测室住一晚。当然，随着科技的发

展,出现了另一种更为便携的睡眠监测仪,可以将穿戴好的睡眠监测仪带回家检测。这是目前临床上更为常用的睡眠监测方法,既提高了检测效率,又改善了患者检查的舒适度。当然,便携也意味着放弃了一些多导睡眠监测原有的功能,比如脑电图、肌电图等检查,但对于 OSAHS 的初步筛查来说,便携式睡眠监测已经足够了。

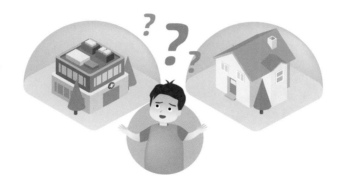

不管是在医院检查,还是在家检查,在做睡眠监测的时候我们需要注意什么呢?

首先,舒适的睡眠环境是必须的。在这方面,便携式睡眠监测更有优势,因为没有比在自家床上更容易进入梦乡了。检查时,身上会连接许多导线,鼻孔处还会放置类似氧气管的气流监测管,带着这些"负担",比平时更难以入睡。所以,准备一个合适的睡眠环境显得尤其重要,这包括合适的寝具、宽松的睡衣以及安静的环境等。准备一些轻柔的音乐,也可以帮助快速入眠。其次,避免一些影响睡眠的食物或者行为。比如,检查当天尽可能不要喝咖啡或者浓茶,也不要进行剧烈的运动,这些行为会导致一些受检者失眠。检查当天不要午睡,适当的缺眠也有助于检查时快速入眠。

睡前不要大量饮水,避免夜间起夜。最后要注意的是,睡眠监测对身体健康状况是有一定要求的,特别是一些上呼吸道感染的情况,比如急性鼻炎、扁桃体炎、流行性感冒等,会加重夜眠打鼾的程度,对检查造成一定的影响。如果发生这些急性疾病,可以和医生商量检查改期,待身体好转后再行检查。

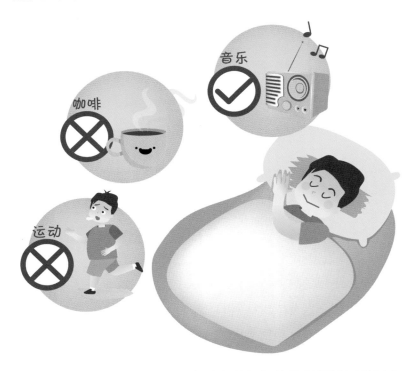

　　经过一晚上的睡眠监测,各种有关打鼾的数据都被记录下来。待仪器交给医生后,医生通过电脑软件,分析、出具相应的报告。这样一个完整的睡眠监测就完成了。

小孩子也会打呼噜吗？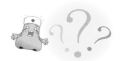

"小孩子也会打呼噜吗？"

"这不是中年肥胖大叔干的事儿吗？"

确实是这样，在很多人的印象中，一提到打呼噜，脑海中涌现的形象往往是肥胖的中年大叔。所以，提到儿童打鼾，很多人往往会大吃一惊，"小孩儿也会打呼噜？"其实，儿童打鼾是非常常见的，也是儿童耳鼻咽喉科的常见病之一。

那小孩子为什么会打呼噜呢？一般来说，孩子睡觉时应该是安静的、呼吸是均匀的。但睡觉时打呼噜也不一定有问题，要视情况而定。睡觉吸气和呼气时，上呼吸道的管腔是有变化的，当气体通过狭窄的管腔时，松弛的黏膜发生振动，就产生呼噜声。

那么，小孩子打呼噜是一种病吗？

孩子打呼噜也叫打鼾，它不一定是病。假如你的孩子平时睡觉不打鼾，仅在偶尔的情况下，如感冒以后，或玩的特别累以后才打鼾，且鼾声不大，仅在平卧时出现，侧卧时就消失，鼾声平稳、均匀，这种情况一般是没有问题的。前面几章我们已经说过，并不是所有打呼噜都是病理性的，只有阻塞性睡眠呼吸暂停低通气综合

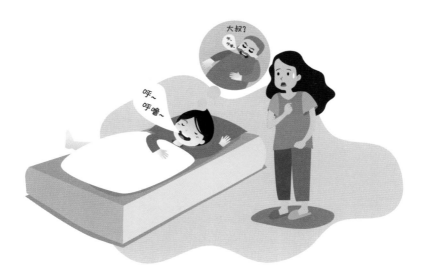

征（OSAHS）才是疾病。小孩子的打呼噜也是如此，大多数小孩子睡眠时仅仅有呼噜声未必就是 OSAHS。但若平时睡眠时有打鼾，鼾声很响或鼾声时大时小，呼吸不均匀，严重时还伴有呼吸暂停现象，这就是一种疾病了。据《中国呼吸与危重监护杂志》2015年刊登的《阻塞性睡眠呼吸暂停低通气综合征诊治指南（基层版）》上透露，我国的 OSAHS 患病率大概在 4%，实际患病率可能会更高一些。而我国儿童的 OSAHS 患病率目前尚无准确数据，2010年中国香港地区报道儿童阻塞性睡眠呼吸暂停（OSA）的患病率为4.8%。

　　和成年人不同，儿童时期特殊的生理条件是导致儿童OSAHS 的主因。成年人的 OSAHS 多由肥胖引起，而儿童的OSAHS 原因主要有鼻炎、鼻窦炎、腺样体肥大、扁桃体肥大等，其中以腺样体肥大、扁桃体肥大尤为常见。大多数情况下，成年人的腺样体以及扁桃体早已萎缩，而在儿童时期，大多会出现不同程度

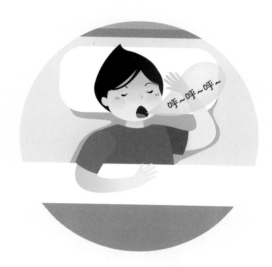

的腺样体、扁桃体肥大。正是这种特殊的生理特征，导致许多儿童罹患 OSAHS。

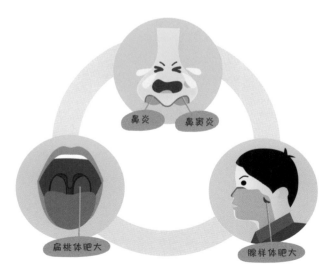

虽然小孩子打呼噜并不都是病理性的,但不能小视,严重的儿童 OSAHS 不仅会影响智力,还会影响面容。由于呼吸道不通畅,吸入的氧气不足,这样就导致血液中氧气含量下降,二氧化碳含量增加,这不仅直接影响心脏和肺的功能,大脑也会处于慢性缺氧的状态。这样的孩子常表现出睡眠不踏实,经常惊醒、躁动、惊动等,而且由于睡眠质量差,孩子白天发困,精神不佳,注意力不集中,以致影响智力和记忆力。更有甚者,这种张口呼吸时间长了,会导致面部骨骼发育障碍和胸廓畸形,形成鼻根塌陷、鼻翼萎陷、唇厚而上翘的"腺样体面容"。

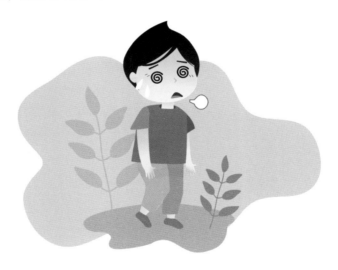

由此可见,小孩子也会打呼噜,而且有些打呼噜甚至属于 OSAHS 范畴。小孩子一旦打呼噜,家长一定要去耳鼻咽喉科看一下,让专科医生找找孩子打呼噜的原因。

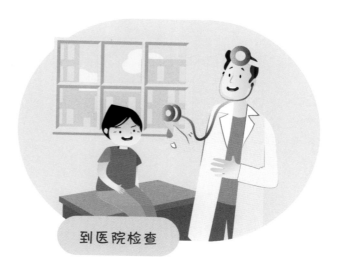

到医院检查

打呼噜的孩子会变丑？ 小孩子打呼噜有什么危害？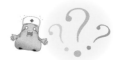

当许多家长听说"打呼噜的小孩子会变笨、会变丑"这样的说法时，才第一次意识到小孩子打呼噜是一个严重的问题。

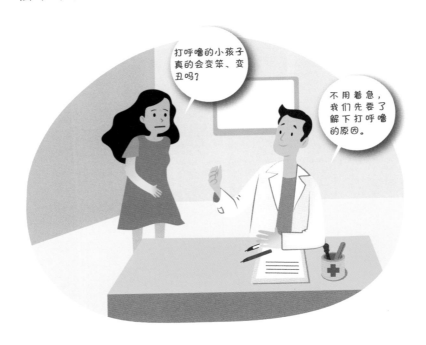

通过前面文章的介绍，我们已经知道并不是所有的"呼噜"都有问题，我们这里主要讨论的是病理性打呼噜。异常的打呼噜可表现为：睡觉时张口呼吸、憋气、反复惊醒、尿床、多汗、多动等，通常白天表现为早晨起来头痛、容易被激怒或者烦躁、容易打瞌睡等。小孩子则会出现上课精神不集中、爱犯困、学习成绩下降等。出现这些症状时，就要警惕是否有阻塞性睡眠呼吸暂停低通气综合征（OSAHS）的可能了。

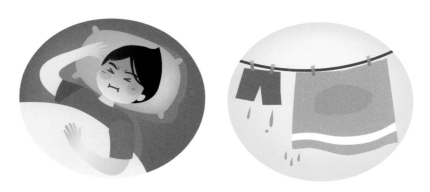

相较于成年人，小孩子处于生长发育期，如果得了 OSAHS，对身体的危害往往更大。儿童 OSAHS 如果得不到及时的诊断和有效的干预，将导致一系列严重的并发症，如颌面发育异常（腺样体面容）、行为异常、学习障碍、生长发育落后、神经认知损伤、内分泌代谢失调等，甚至对成年后出现心血管事件的风险也有一定的远期影响。

小孩子得了 OSAHS 会使睡眠质量下降，影响身体的发育，特别是在智力方面，影响更大。患有 OSAHS 的儿童在睡觉时会出现憋气，也就是呼吸暂停或者低通气。得了 OSAHS 的小孩子，会反复出现"打呼—呼吸暂停—憋醒"的过程，小孩子无法真正进入

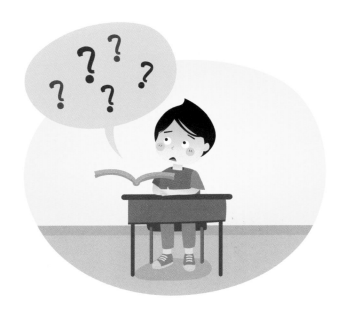

深睡眠。所以,OSAHS 会造成睡眠周期的改变,睡眠质量下降,
从而导致小孩子白天嗜睡、乏力、记忆力下降。另一方面,在睡眠
状态,特别是深睡眠状态下,正处于生长发育期的孩子脑垂体会分
泌大量的生长激素,以促进孩子身体各个系统的正常发育。睡眠
质量一旦下降,势必使释放的生长激素减少,影响发育,从而影响
孩子的身高。所以,当发现孩子长不高时,家长也要关心一下孩子
的睡眠情况,是不是与打呼噜有关。

　　另外,频繁打呼噜、憋气会使大脑经常处于一种缺氧的状态,
不仅使儿童智力发育欠佳,也可能影响到身体的其他方面,甚至包
括心脏。缺氧状态还会导致肾小球滤过率增加,使得夜尿增加,并
可能导致排尿神经反射弧受影响,小孩子会表现为遗尿。在儿童
的骨骼、胸廓、肺脏生长发育过程中,如果发生睡眠呼吸障碍,胸廓

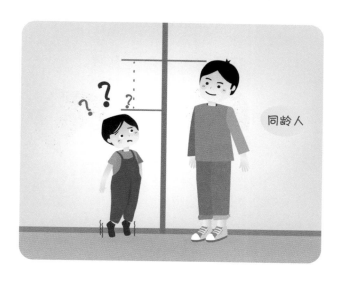

的负压增加，还可能造成轻微的胸廓发育畸形。对于婴幼儿则更要小心这种症状，因为一旦出现 OSAHS，甚至会造成婴幼儿在睡眠过程中因为过度缺氧而猝死，所以一定要高度重视婴幼儿的相关症状。

还有传言说，打呼噜的孩子会变丑。那么，这句话是真是假呢？其实这句话确实具有一定的可信度，因为小孩子频繁打呼噜可能导致其面部骨骼的发育障碍。由于长期张口呼吸，孩子可出现上颌骨变长，腭骨高拱，牙列不齐，上切牙突出，嘴唇厚，上唇上翘，前鼻孔狭小，面部缺乏表情，面容呆滞，这就是所谓的"腺样体面容"了。许多时候，第一个发现问题的都是口腔科医生，有些小朋友因为矫正牙齿去看医生，才被告知牙齿的问题竟然也和打呼噜有关。

看到这里，相信各位家长们心里也都清楚明朗一些了。小孩子打呼噜的危害很多，所以在日常生活中要用心关注孩子们的相

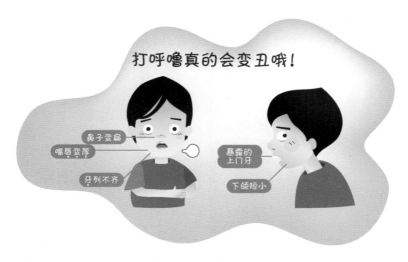

关情况。一旦发现可疑症状,及时带孩子到医院请专科医生诊疗评估,以免贻误病情。

你知道成年人打呼噜的原因吗？

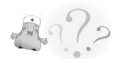

　　虽然都是打呼噜，但成年人的打呼噜和小孩子的打呼噜不尽相同。

　　儿童打呼噜的年龄集中在幼年，因为引起儿童打呼噜的主要元凶腺样体在进入青少年后就会逐步萎缩，打呼噜也就明显好转了。而成年人打呼噜的原因多种多样，唯独和腺样体没啥大的关系。

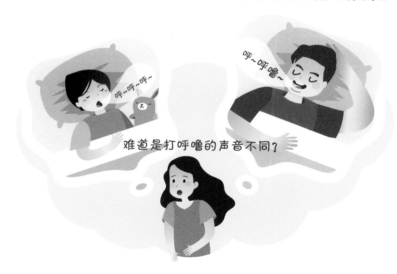

难道是打呼噜的声音不同？

有些人打呼噜是从小打到大,这些人儿童时期就有鼾症(OSAHS),只不过从小到大一直都没有好。这种情况出现的原因一部分和儿童 OSAHS 相同,比如扁桃体、腺样体肥大,甚至有少数人成年以后,肥大的腺样体依旧没有萎缩。另一部分原因可能是一些先天性颌面部畸形,比如小颌畸形。除了这些情况,大多数成年人打呼噜,都是指成年后逐步开始出现的打鼾症状。

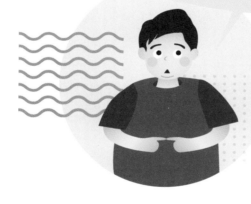

成年后逐步出现打呼噜症状最常见的原因是肥胖。生活中,我们一听到打呼噜这个词,脑海中首先浮现的印象,往往是一个肥胖的中年男性。确实也是如此,成年人打呼噜比较高发的是中老年,年龄多在 40 岁以后。正是因为许多男性步入中年后逐步发福,才导致打呼噜的发生。通过前面的章节我们已经知道,病理性打呼噜——鼾症,是由气道阻塞引起的,而肥胖正是因为加重了气道阻塞才导致了鼾症。

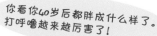

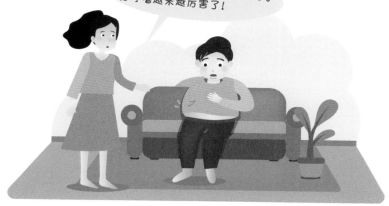

　　我们时常有一个误区，认为睡眠时呼吸道是很宽敞的。其实不然，当一个人仰卧时，咽喉部的横截面十分狭窄，最狭窄处位于舌根和会厌软骨这个水平（也就是喉结上方 2 厘米左右），其前后径不足 1 厘米，少则只有几毫米。有些人年轻时并不打呼噜，但一到中年，体重便控制不住，打呼噜也随之而来。这主要是因为，肥胖的发生是全身性的，口底和颈部也会长胖，当我们仰卧位时颈部的脂肪会下坠，将舌头往里挤，原来就"一线天"的口咽部气道一下子就被挤压而闭合了。所以，不要觉得肚子胖是健康杀手，脖子胖同样会导致严重后果。

　　当然，未必只有肥胖才是成年人打呼噜的原因，鼾症的发生往往是多种因素叠加造成的。上呼吸道从鼻子到气管，就像一条通气管道，其中任何一处阻塞都会引起鼾症的发生。如果阻塞发生在鼻腔，比如长了鼻息肉，或者鼻炎导致鼻甲肥大，这些鼻腔疾患都会影响鼻子的通气。当鼻子不通气的时候，人自然就会张嘴呼

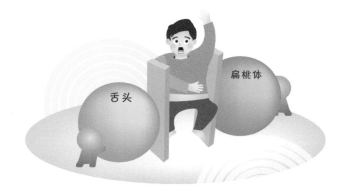

吸,张口时舌根更容易后坠,从而导致打呼噜。如果阻塞发生在口咽部,比如有些人因为反复的扁桃体发炎导致扁桃体肥大,甚至有些因为扁桃体肿瘤而导致口咽部阻塞,肿大的扁桃体组织压迫口

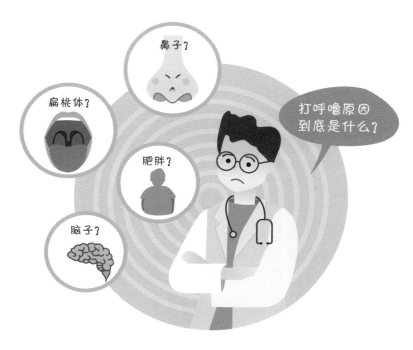

咽部气道，打呼噜便因此发生了。更有一些少见的原因，比如有些人因为中枢系统疾病，影响了呼吸中枢的工作，也会导致鼾症的发生。

所以，成年人打呼噜的原因多种多样，当我们出现打呼噜时，一定要到耳鼻咽喉科医生那里，仔细检查病因，根据不同的原因进行相应治疗，才能起到事半功倍的效果。

你知道成年人打呼噜的危害吗？

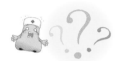

  一样是打呼噜，后果可不同！成年人和小孩子在打呼噜危害方面也有着天壤之别。

  我们知道，病理性的打呼噜（也就是 OSAHS）引起一系列症状以及并发症的主要原因是憋气。成年患者经常晚上自觉憋气，甚至反复被憋醒，同时常伴有夜尿增多，晨起头痛、头晕、口咽干燥等症状。由于夜眠憋气，机体缺氧，而缺氧才是打鼾引起的所有危害的元凶。

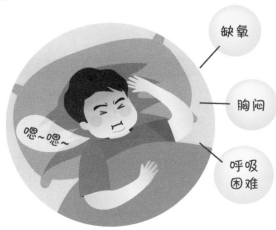

反复呼吸暂停及低通气会造成身体慢性间歇性低氧，血液内二氧化碳潴留，刺激全身炎症反应，进而出现代谢综合征。代谢综合征是什么？代谢综合征是一组以肥胖、高血压、高血脂、高血糖为主的临床症候群。而代谢综合征的出现，日积月累，就会出现一系列心血管系统并发症，比如冠心病、动脉粥样硬化、静脉血栓、脑供血不足等疾患。这就是为什么许多打鼾严重的患者同时伴有高血压、心脏病、糖尿病等情况，所以再也不要小看打呼噜了！临床上，往往许多患者本来不以为然，当听到"小小的打呼噜竟会引起高血压、糖尿病"这一说法时，才紧张害怕起来。

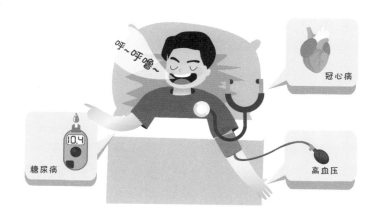

　　OSAHS引起的缺氧状态，会导致内分泌异常，加重机体出现胰岛素抵抗。我们都知道，胰岛素是调节血糖的重要激素，我们可以把胰岛素想象成是一把打开细胞大门的钥匙。当我们吃了甜食，血液中的葡萄糖含量会急剧上升，此时，胰岛素便上场了，它会打开细胞的大门，让葡萄糖进入细胞，从而降低血液中的葡萄糖含量。而胰岛素抵抗，可以理解为这把钥匙打不开门了。所以鼾症患者，胰岛素水平虽然高，但是仍然完不成开门放进葡萄糖的任务。久而久之，血糖的不稳定，又加重了肥胖的发生。

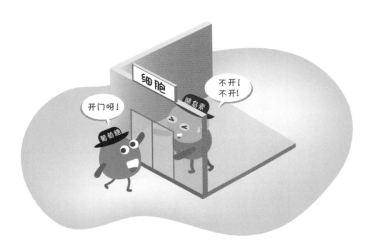

　　由此可见，OSAHS 在成年患者身上的主要表现即是代谢综合征所引起的一系列危害。这些代谢性疾病的出现使得患者变得更加肥胖，从而更加堵塞咽部通气道，加速了 OSAHS 的进程。"肥胖——→打呼噜——→憋气——→缺氧——→代谢综合征——→肥胖"，这个过程形成了一个闭环，一旦进入其中便不断恶性循环。

　　除了身体上的变化，成年 OSAHS 患者还会出现许多心理、行为上的异常。因为 OSAHS 患者夜间睡眠节律紊乱，反复出现呼吸暂停及觉醒，所以白天会出现一定程度的嗜睡，时不时打瞌睡，仿佛身体永远处于没有"睡饱"的状态。许多人误以为打呼噜是睡得香的表现，其实不然，打呼噜的人由于睡眠节律紊乱，缺乏深睡眠，时常处于"缺觉"的状态，而其中的严重者会逐渐出现心理、行为的异常。可以想象，这种情况严重影响生活与工作，如果是在开车或者一些对安全要求较高的工作场所下，一打瞌睡就容易引起严重后果。所以，目前已经明确 OSAHS 并不仅仅只是打呼噜而

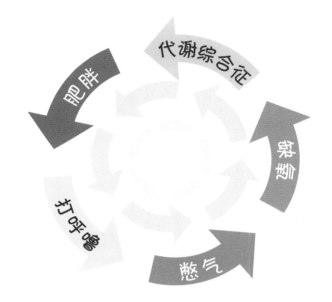

已，它是一个全身性疾病，而且与猝死、车祸等也脱不了干系。

可见，打呼噜的人并不是睡得香，打呼噜的危害不容小觑。

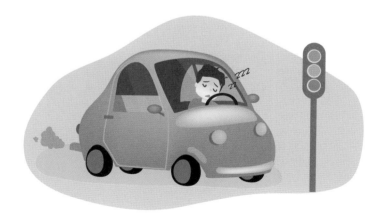

你知道扁桃体和打呼噜的秘密吗？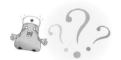

大多数人听到扁桃体的名字往往和"扁桃体发炎"相关联，那扁桃体也和打呼噜有关系吗？确实是这样，扁桃体作为我们口咽部的一个重要器官，当它出现问题的时候，不管是成年人还是小朋友，都可能会导致打呼噜。

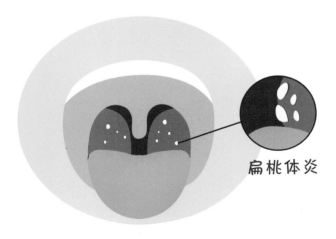

扁桃体炎

扁桃体其实是一个俗称，它的正式名称叫"腭扁桃体"，和腺样体一样，它也是我们口咽部"防御组织"的一员。由于扁桃体经常发炎,而且一发炎就容易表面化脓,所以大家对扁桃体的印象往往还停留在"发炎、疼痛"这些关键词上面。那扁桃体又怎么和打呼噜扯上关系的呢? 这要从扁桃体的解剖位置说起了。

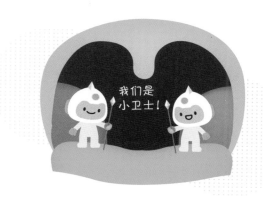

扁桃体位于我们口咽部两侧,舌根与软腭之间的位置。当我们对着镜子张开嘴,一般目光顺着悬雍垂(小舌头)位置往两侧看,在舌根的角落里就能看到它的身影。扁桃体看上去就像两个剥了皮的橘子瓣一样,表面皱皱巴巴,不规则,不光滑。它表面的皱褶向内卷,形成一个个凹陷的地方,我们称之为扁桃体隐窝。因为扁桃体隐窝就像隧道一样,深入扁桃体腺体深处,中间的间隙还反复折叠,一旦发炎,脱落的上皮、淋巴细胞、白细胞以及各种细菌都难以排出,堆积在这里。所以许多慢性扁桃体炎患者,这里常年积攒着一些白色分泌物,像米粒或者豆腐渣样,还伴有异味。

正因为扁桃体的这种特殊结构,导致扁桃体炎迁延不愈,难以根治。如果我们扁桃体反复发炎,慢慢地扁桃体就开始不断增生肥大。本来扁桃体就是站在口咽部两边的"小门神",一旦反复增生肥大,慢慢地"小门神"变成了"巨灵神",直接就把门给堵死了。扁桃体大的患者张嘴时,可以看到两侧的扁桃体像两个肉丸子一

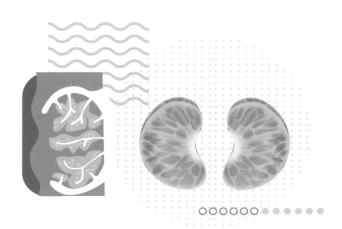

样向中间顶,如果是儿童,本来咽腔就狭小,扁桃体稍微大点,就容易撑满整个咽腔。

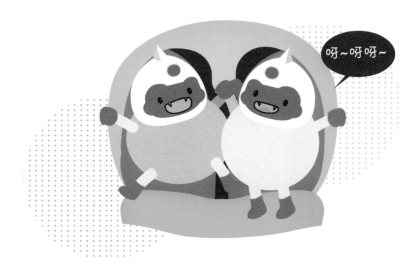

我们耳鼻咽喉科医生时常说,上呼吸道阻塞是阻塞性睡眠呼吸暂停低通气综合征的主要原因,而上呼吸道阻塞的部位包括鼻

部、咽部以及喉部，其中扁桃体肥大或者肿大是引起咽部平面阻塞的主要原因之一。所以，扁桃体一旦阻碍了呼吸的"交通要道"，打呼噜也就必然发生了。

正常情况下，成年人的扁桃体已经逐步萎缩，大多数人对着镜子张开嘴，未必能看到扁桃体。故因扁桃体肥大而打鼾的成年人其实并不多，况且成年鼾症患者的咽部阻塞往往是多重原因的，包括先天性的咽腔狭小、软腭松弛、舌体肥大等。但如果是因为扁桃体肥大引起的，成年鼾症患者往往手术治疗的效果奇佳。这也很好理解，本来这条通道并不狭窄，只是因为两块"巨石"挡路所致，一旦搬走了"巨石"，路自然就通畅了。相反，扁桃体肥大引起的鼾症在儿童身上屡见不鲜。儿童咽腔狭小，经常容不下增生肥大的扁桃体，要是加上腺样体肥大，那打呼噜可就难免了。

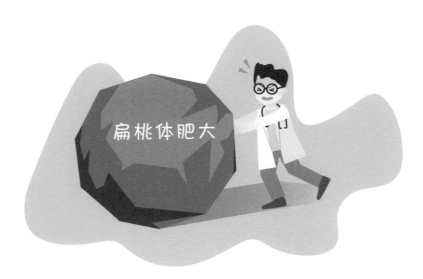

扁桃体肥大

你知道腺样体和打呼噜的秘密吗？

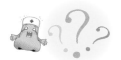

　　许多小孩子因为打呼噜来医院检查，往往医生最后都会说是腺样体肥大引起的。到底什么是腺样体肥大呢？这是小孩子独有的毛病吗？

　　腺样体也叫增殖体，或者叫咽扁桃体。它位于鼻咽顶部的正中处，是我们小孩子咽淋巴环的一部分。大多数家长对腺样体不太熟悉，这主要是因为它不像扁桃体那么容易看见。它就藏在小孩子悬雍垂的后上方，如果要一睹它的真容，要么绕过悬雍垂用小镜子看，要么用鼻内镜伸进鼻腔观察。

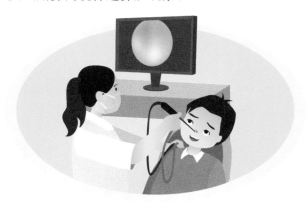

让我们把自己缩小许多倍，随着鼻内镜的视角进入我们的鼻腔。进入鼻腔后，长长的通道的尽头是一处悬崖，下方是一个山洞。是的，我们来到了后鼻孔，悬崖下方通向我们的喉咙。如果你仔细观察，还会发现后鼻孔的旁边还有一处小道，这里就是咽鼓管的开口，它通向我们中耳的房间。腺样体就是这条通道上的拦路虎，腺样体肥大的小朋友，后鼻孔被肥大的腺样体堵住了，吸入鼻腔的空气自然就无法进一步进入。也正是因为腺样体坐落在鼻腔到口腔、中耳的必经之路上，虽然它看不见、摸不着，但却实实在在影响巨大，一旦出现问题，喉咙和耳朵也一并受累。

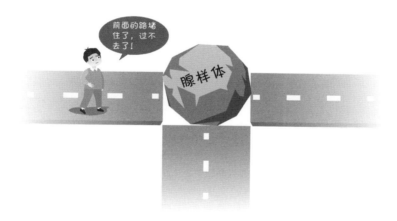

腺样体肥大是儿童时期比较常见的现象，多数肥大是生理性的。其肥大一般在六七岁时达到顶峰，到青春期后则逐步萎缩，成年人鲜有腺样体还肥大的。就像我们刚才了解的腺样体解剖位置，小孩子的腺样体处在我们晚上鼻腔呼吸通道的必经之路上。一旦腺样体肥大，堵塞了鼻腔后部，也就是后鼻孔，那鼻子就没法呼吸了。所以腺样体严重肥大的小朋友，晚上都是张口呼吸的。大家可以试试看，一旦把鼻子捏住，平躺下来，放松舌头，深呼吸，吸气的时候,我们就能感受到软腭和悬雍垂的振动,呼噜声就出现了。况且,许多腺样体严重肥大的小朋友,往往伴有扁桃体肥大,扁桃体把口咽的大半堵住了,那对打呼噜来说就是雪上加霜了。

许多家长常常会问:"为什么我的孩子会出现腺样体肥大?"甚至许多爸妈都会对自己进行灵魂拷问:"我平时一直很注意宝宝的身体,怎么就有了这个病?"那腺样体为什么会肥大呢?

其实就像前面所说的一样,大多数孩子都会有腺样体肥大,只是程度不同,或者说有些是生理性的,有些是病理性的。腺样体的形状像半个剥了皮的橘子,表面凹凸不平,中间有数条纵行的沟槽,且中间的那条槽最深,也叫中央隐窝。由于腺样体特殊构造的原因,这些沟槽或者隐窝中极易隐藏细菌,所以慢性炎症会迁延不愈。

腺样体就像扁桃体一样,也是一种淋巴组织,它是我们人体"咽淋巴环"的一部分。在儿童时期,正常情况下,它也会起到一定的免疫作用。每当小朋友们发生感冒或者鼻炎等情况时,腺样体就像是保护我们的"警察局",细菌、病毒等外来"侵略者"进犯时,"警察叔叔"们就启动了。当"侵略者"反复进犯时,腺样体就会全

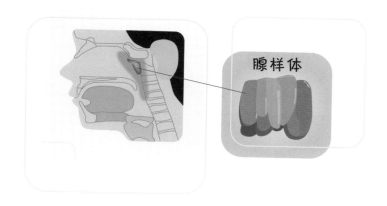

功率工作，派出更多的"警察叔叔"们去抓坏人。所以，一来二去，腺样体就越来越肥大了。

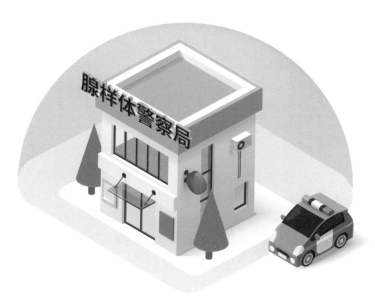

我们很多家长都深有体会,小朋友在6岁前,也就是在学龄前的这段时间,特别容易生病,动不动就感冒发热。对小朋友来说,许多的病毒和细菌,都是有生以来第一次面对,所以免疫系统就会全力以赴地去工作。由此可见,正常情况下,腺样体的肥大增生是在帮助我们的。只是有些小朋友的腺样体有些反应过头了,或者在腺样体隐窝里的细菌反复刺激下,腺样体变成了一个"大战场",持续的免疫反应刺激腺样体进入了"军备竞赛",不停地增生以应对细菌感染。

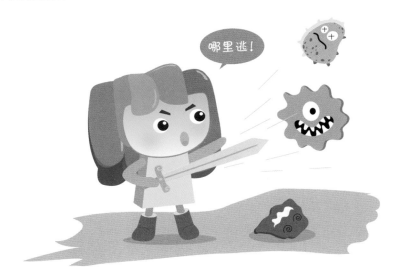

　　常见的腺样体增生肥大的原因主要有鼻炎、鼻窦炎、扁桃体炎、咽炎等,主要是上呼吸道反复感染,特别是邻近组织的感染,如慢性鼻窦炎、慢性扁桃体炎等反复发作,炎症会循着黏膜累及腺样体,使腺样体组织产生慢性炎症。反之,腺样体肥大后阻塞后鼻孔,使鼻窦的引流受阻,鼻腔通气受限,又进一步加重了鼻窦炎。这样,鼻窦炎、腺样体肥大就进入了一个恶性循环。

你知道鼻炎和打呼噜的秘密吗？

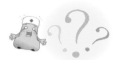

　　说到鼻炎，可能很多朋友都会说："我鼻炎好多年了都没看好，反正也不严重，干脆就不管它了。"也有些人时间长了总是抱怨："白天还好些，就是晚上睡觉鼻子有些堵得慌！而且打呼噜也厉害了！"难道打呼噜也和鼻炎有关吗？

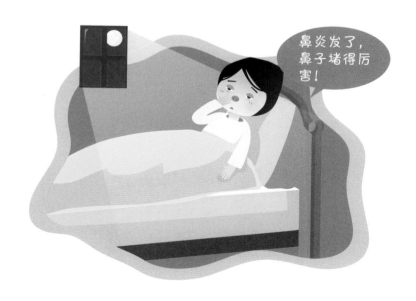

确实是这样的,打呼噜不仅和鼻炎有关系,而且关系还不小。不管是成年人,还是儿童,严重的鼻炎,必然导致打呼噜。

在众多鼻炎引起的症状中,鼻塞是打呼噜的直接元凶。不管是变应性鼻炎还是慢性鼻炎、鼻窦炎,长期的炎症刺激都会使我们鼻腔中的鼻甲以及鼻黏膜水肿,继而出现增生肥大。我们的鼻腔就像是一条走廊,空气从前鼻孔进入,经过这条长长的走廊,从后鼻孔出去进入咽喉。但这条走廊并不是一路通畅的,中间堆满了巨大的"箱子",真正能通过的地方只有一丝缝隙。这些巨大的"箱子"就是鼻腔中的鼻甲,其中对通气影响最大的是下鼻甲。有些朋友,自己对着镜子,微微张开鼻孔,见到两边红红的肉样组织,紧张得要来看医生,其实这个组织就是下鼻甲。

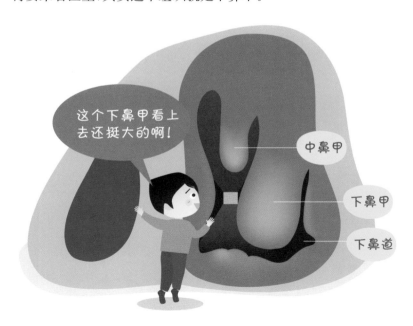

下鼻甲对于鼻腔的生理作用是极其重要的,它对鼻腔温度、湿

度、空气阻力的调节起到了关键的作用。正常人平均每隔 3 小时，两侧下鼻甲黏膜下的血管呈交替的扩张与收缩，所以，我们两侧鼻腔正常情况下也会一侧比另一侧塞一点，两侧鼻腔交替往复，这个周期也叫"鼻周期"。"鼻周期"的存在，使得我们晚上睡觉时，因为鼻腔交替鼻塞，会自觉地翻身，有助于预防局部肢体的压迫。而反复鼻炎的患者，下鼻甲肥大明显，晚上两侧鼻腔都愈加堵塞，自然没有"鼻周期"的存在。

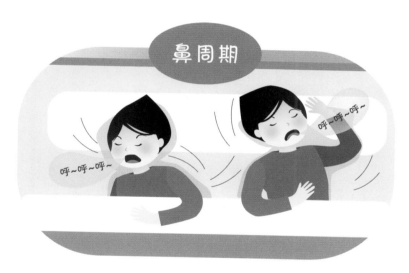

鼻周期

一旦我们鼻子的通气功能受影响了，那呼吸的功能就只能依靠嘴巴了。许多人白天还好些，晚上鼻子基本上是不通的，那睡觉的时候，只能张嘴呼吸了。由于口腔中软腭、悬雍垂、舌头等组织在睡眠时普遍比较松弛瘫软，且在吸气过程中口腔中局部形成了负压，使得口腔中的黏膜都吸到了一起。吸气时，狭窄的缝隙使气流产生湍流，黏膜随之振动，鼾声就这样产生了。这样看来，鼻子不通气往往是打呼噜的元凶。

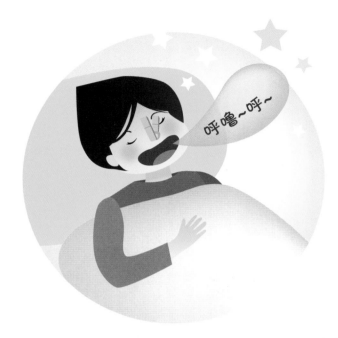

　　许多鼻腔疾病都会导致鼻塞,但比较常见的主要是变应性鼻炎、慢性鼻炎、鼻窦炎以及鼻息肉。变应性鼻炎我们常称作过敏性鼻炎,典型的症状是打喷嚏,流清水鼻涕,反复发作后下鼻甲会变得苍白水肿。而慢性鼻炎和鼻窦炎的患者,下鼻甲一般以红肿肥大为主,长此以往,许多患者还因此长了鼻息肉。这些情况最终导致鼻腔堵塞,严重影响通气功能,导致鼾症的发生。

　　由此可见,鼻炎和打呼噜看似是两个问题,实则关系紧密,当打呼噜出现时,第一时间是要看看鼻子有没有问题。

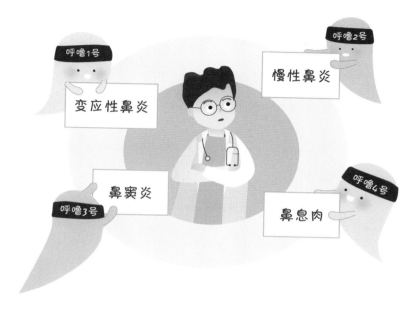

小孩子打呼噜要开刀吗？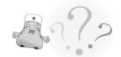

　　所有打呼噜孩子的家长们，来看医生时最关心的问题莫过于："我孩子的好几个同学都因为打呼噜开刀了，我的孩子也打呼噜，这个要开刀吗？"家长们甚至连打呼噜的原因、危害等都没有搞清楚，就对手术焦虑不堪。

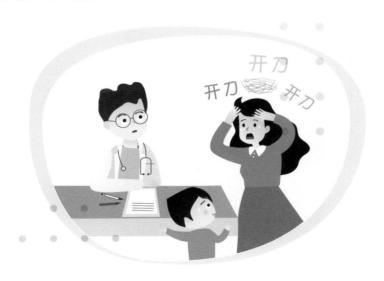

不卖关子了，那我们就直接回答家长们的疑问吧，小孩子打呼噜到底要不要开刀？

只要打呼噜时憋气严重，就要开刀！

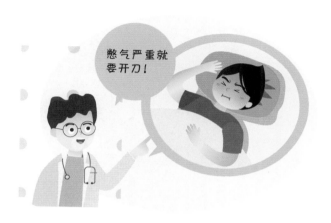

结论说完了，接下来就是详细解释了。很多小孩子，晚上睡觉时偶尔会出现打呼噜，只要呼噜声均匀、规则，鼾声不大，一般都不要紧。小孩子的咽腔狭小，同时扁桃体、腺样体多多少少都有些肥大，所以在六七岁以前，轻微的打呼噜还是很常见的。更何况，要是感冒了，鼻子有点塞，一过性的打呼噜更是屡见不鲜。但与这些轻微呼噜声不同的是，打呼噜时出现明显的憋气，那才是大问题。

什么是憋气呢？前面的章节我们已经知道鼾症正式的名称叫阻塞性睡眠呼吸暂停低通气综合征，其中呼吸暂停或者低通气就是憋气。那我们家长怎么去观察小朋友有没有憋气呢？最简单的方法就是听声音。在打呼噜的小孩子中，一般情况下，呼噜声的节奏是均匀的、有节律的。但是出现憋气症状的小孩子，呼噜声完全没有节律，显得杂乱无章，且伴有明显的停滞。当出现憋气时，原本"呼——呼——"的节奏忽然暂停，一下子呼吸声完全听不到了，

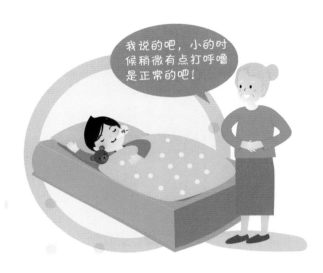

我说的吧，小的时候稍微有点打呼噜是正常的吧！

短则数秒钟，长则数十秒后，再突然出现用力的深吸气，同时伴随着一声剧烈的呼噜声。憋气的时候，胸廓有起伏的呼吸状，口鼻却无气流吸入，就好比我们捂住口鼻，想要吸气却吸不进气的状态。当身体缺氧到一定程度时，就会微觉醒，继而出现用力吸气，弥补氧气的不足。鼾症患者的整个睡眠周期中，这种打呼——憋气——微觉醒的状态会周而复始，患者也无法顺利进入深睡眠。

以上方法仅仅是方便家长在家观察孩子的睡眠状态，大概了解孩子是不是有夜眠憋气，有没有鼾症。当然，确诊还是需要到专业的耳鼻咽喉科来检查以明确。耳鼻咽喉科医生一般会给打呼噜的小朋友做一些检查，比如鼻内镜、咽喉内镜、睡眠监测等。如果检查下来发现腺样体、扁桃体等重度肥大，阻塞呼吸道，或者睡眠监测出现严重的憋气等情况，可能就需要手术了。不知道大家发现没有，各种检查虽然复杂，但其实都指向一个元凶——"憋气"。

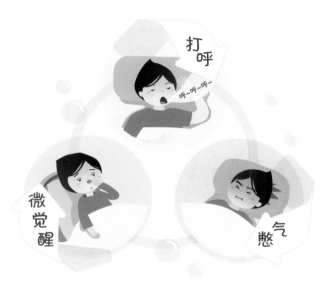

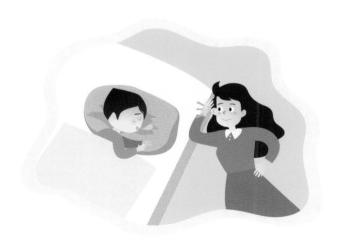

所以，小孩子打呼噜要不要手术，取决于孩子晚上睡眠是否憋气，或者说憋气是否严重。

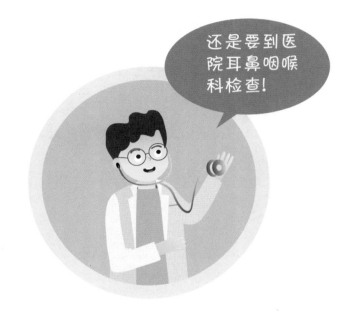

除了手术，小孩子打呼噜还有别的治疗方法吗？

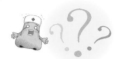

　　生活中，许多家长知道小孩子打呼噜也是一种病时，总是第一时间问："除了手术，还有别的办法吗？"

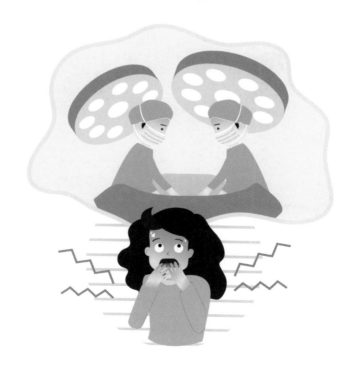

除了手术,确实有别的治疗方法,包括药物治疗、减肥治疗、持续气道正压通气(continuous positive airway pressure, CPAP)治疗以及口腔矫形器治疗等。

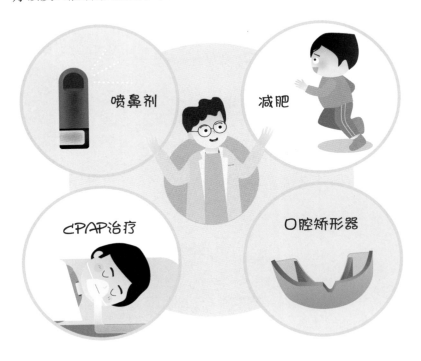

　　首先,对于一些轻中度 OSAHS 患儿,针对病因的药物治疗往往能取得意想不到的效果。比如,有变应性鼻炎的患儿,如果能通过药物控制鼻炎,鼻腔通畅了,鼾症也会明显好转。有研究显示,通过 3 个月糖皮质激素类鼻喷剂的治疗,肥大的腺样体会萎缩20％左右。加上鼻喷剂对鼻炎控制后肥大的下鼻甲会有一定程度的缩小,鼻腔平面的上呼吸道堵塞会明显缓解。针对许多慢性鼻窦炎的患儿,如果鼻窦炎得到了控制,不仅鼻腔的阻塞会缓解,因鼻窦炎症反复发作而引起的腺样体、扁桃体慢性炎症也会相应好转。对于有些慢性扁桃体炎反复发作的患儿来说，反复迁延不愈的扁桃体炎会导致扁桃体肥大，进而阻塞咽腔，导致打鼾。如果发作时及时进行药物治疗，阻断扁桃体炎的反复发作，对于缓解打鼾也会有一定的作用。

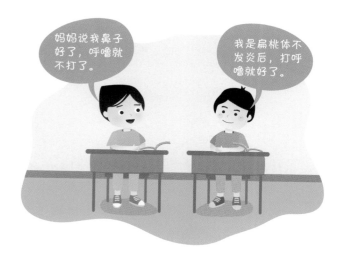

其次，针对明显肥胖的儿童，减肥也是缓解鼾症的有效方法之一。随着营养水平的不断提高，"小胖墩"们越来越多。特别是头面部、颈部的肥胖，使得儿童睡眠时肥胖的组织对口咽部呼吸道的挤压明显，要是再加上舌体肥大，那更是火上浇油了。如果通过合理的饮食以及适当的锻炼，明显改善肥胖状况，那对于口咽部的呼吸道阻塞会有明显的改善，鼾症也会相应好转。

同时，对于一些因为各种原因不适用手术的 OSAHS 患者，家用 CPAP 也是一个不错的选择。有些患儿即便做了手术，仍有明显的憋气，也可以用 CPAP 治疗。和成年人的 OSAHS 不同，小孩

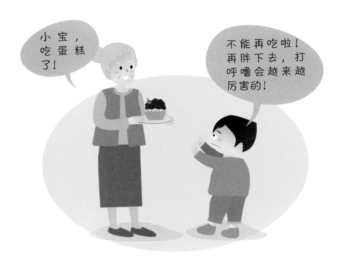

子的 CPAP 治疗大多不是终身性的。随着孩子的生长发育，扁桃体、腺样体自然萎缩，咽腔自然而然会增大，多数患儿长大后未必还会有 OSAHS。所以 CPAP 治疗，多是为了防止憋气和夜间睡眠缺氧，以免导致孩子身心发育的异常。

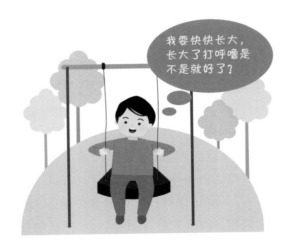

另外，还有口腔矫治器等器械应用于 OSAHS 患儿的治疗。特别是一些下颌偏小，或者有小颌畸形的患儿，在生长发育期及时应用口腔矫治器可以逐步纠正偏小的下颌骨，从而避免口咽部气道的狭窄。当然，这种口腔矫治器一定要到专业的口腔科去根据患儿的情况来定制。

　　综上所述，OSAHS 患儿除了手术，还有许多治疗方法，有些简单，有些复杂，但归根结底一定要根据不同患儿的情况来制定适合自身的治疗方案，千万不能因为恐惧手术而耽误治疗。

成年人打呼噜要开刀吗？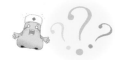

  临床上，关于打呼噜的治疗，有个有趣的现象。当儿童得了鼾症，家长第一反应是："可不可以不开刀？"而当成年人得了鼾症，尤其是中年人，很大比例的患者会问："是不是开个刀就会好？"

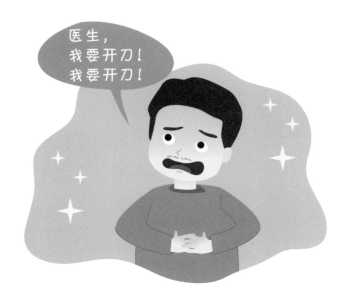

成年人如果明确诊断为 OSAHS,在治疗方面和儿童不尽相同,最大的区别往往是手术并非一劳永逸。许多需要手术的 OSAHS 患儿,多数由扁桃体、腺样体肥大引起,一般经过手术切除,效果立竿见影。而成年人的 OSAHS,很多是多种因素综合造成的,其中尤以肥胖因素最为显著。而关于成年人 OSAHS 的手术,往往只能解决其中一两个问题,所以,手术并非对所有成年 OSAHS 患者有效。

常见 OSAHS 手术主要是指悬雍垂腭咽成形术(uvulopalatopharyngoplasty, UPPP),或者各种改良型的 UPPP。手术中一般会切除扁桃体、部分软腭、部分悬雍垂组织和松弛的舌腭弓、咽腭弓黏膜,最后也会将咽腭弓黏膜向前拉紧缝合,从而扩大口咽部空间,改善口咽部通气情况。整个过程就好比是在整理一个杂乱无章的舞台,先把舞台上不需要的杂物都搬走,再把幕布收起来,并用绳子扎牢,不让幕布耷拉下来,这样舞台空间就大了。但是,这个手术有其局限性,并不是所有 OSAHS 患者都适用。比如,对于扁桃体巨大,或者软腭、咽腭弓软组织肥厚的患者效果非常好。这个很好理解,好比是刚才说的那个舞台,如果台上的杂物非常多,或者幕布太大,这些多出来的东西一旦清理掉,舞台也就立刻宽敞许多。但对于咽腔先天狭小或者肥胖引起的舌体肥大以及颈部软组织压迫等情况,这种手术就有些爱莫能助了。就如同一个小剧场,再怎么整理修理,也不可能达到大剧院的宽敞程度。

除了 UPPP,还有一些关于 OSAHS 的手术,各有各的特点与局限。比如,针对一些鼻腔或者鼻咽部有阻塞引起 OSAHS 的患者,相应的鼻科手术也可以看作是治疗 OSAHS 的一部分。有些朋友因为严重的鼻中隔偏曲伴有鼻炎导致鼻塞,继而出现夜眠打鼾,经过鼻中隔矫正术以及部分下鼻甲的消融,打鼾症状也会明显

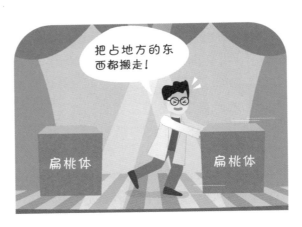

缓解,但这种情况的 OSAHS 患者并非大多数。再比如,有些患者有先天小颌畸形,通俗地说就是下颌较常人偏短,这就造成口咽部组织也会相应显得拥挤不堪,阻塞气道,这样的患者可以考虑下颌骨前徙术等颌面外科的处理。由于造成成年人 OSAHS 的原因众多,手术方式也多种多样,并不是一种手术就能解决所有问题。

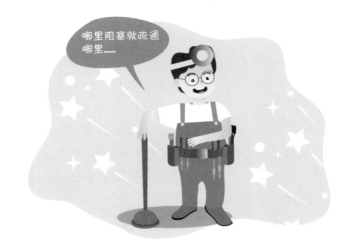

相对儿童鼾症手术的良好效果而言,成年人鼾症手术的效果往往会随着时间流逝而打折扣。儿童随着生长发育,咽腔也会逐渐变大,即便是一时因为扁桃体、腺样体肥大而阻塞通气道,手术后一般也不会复发。而成年人即便接受了 UPPP 等鼾症手术,短期效果可能不错,但长期而言,随着年龄增长出现的咽部黏膜松弛或再次出现肥胖,手术的效果会渐渐消失。

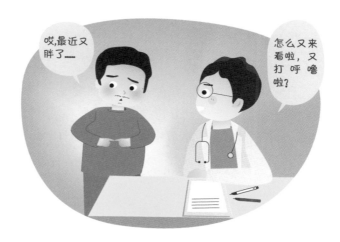

所以,对于成年 OSAHS 患者,要经过耳鼻咽喉科医生详细的评估,根据各自不同的病因,制定相应的个体化治疗方案。根据我们临床的经验来看,其中仅有约 1/3 的患者,适合做手术,而约 2/3 的患者应选择综合的治疗方案。

所以,成年人打呼噜要不要开刀,应当慎重选择。

成年人打呼噜的综合治疗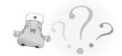

　　成年人打呼噜的问题既然不能一劳永逸地手术解决,那该怎么治疗呢? 前面一篇文章已经分析过了,手术只是 OSAHS 治疗的一个方面,并不是所有患者都适用,大多数 OSAHS 患者需要的是综合治疗。

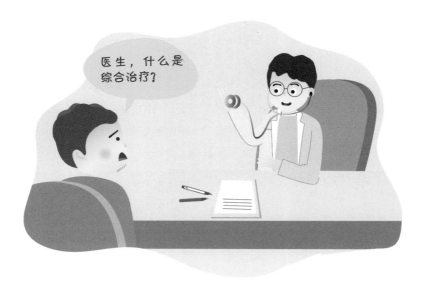

首先,最重要的是病因治疗,也就是要找到相应的打呼噜原因。比如,大多数成年人打鼾,多是由肥胖引起的,那么,如果能减肥成功,打鼾也一定会明显好转。有些患者是鼻炎引起鼻塞,继而出现打呼噜,那么把鼻炎治好,打鼾也会好。还有些朋友是因为扁桃体肥大或者咽喉部息肉等新生物阻塞通气道,打鼾症状也会随着接受相应的手术而缓解。可见,在 OSAHS 的治疗中,分析病因往往是第一位的。

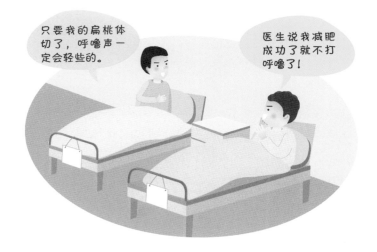

其次,打呼噜也和不良的生活习惯息息相关。生活中,有些人醉酒后常常倒头呼呼大睡,平时不打呼噜的人也会打起呼噜,平时打呼噜的就更是鼾声如雷。因为醉酒后,咽部的黏膜与肌肉更为松弛,进而阻塞气道加重打鼾。同样的问题在烟民中也有,长期吸烟会导致咽喉部产生慢性炎症,对打鼾也有影响,更不用说吸烟对代谢综合征的影响也会进一步加重打鼾。可见,如果能戒烟、戒酒,保持良好的生活习惯,对打鼾的治疗也是有益的。

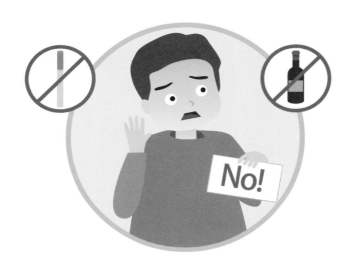

当然,在鼾症的非手术治疗中,重中之重的还是要数CPAP治疗了。CPAP呼吸机翻译过来就是持续气道正压通气,它已经成为许多成年OSAHS患者首选和初始的治疗手段。顾名思义,这种呼吸机的原理是,在呼吸的时候通过机器给我们气道一个持续的正压,原本相对堵塞的气道,在一定的压力下就扩张开来,空气就能顺利吸入肺部。一旦解决了气道阻塞的问题,OSAHS的所有问题也就都解决了,所以CPAP只要使用得当,效果是极佳的。在睡觉时,使用者需要佩戴一个鼻面罩或者口鼻面罩,通过呼吸管连接床头的机器。面罩一般使用硅胶材料,柔软贴合面部,呼吸管也会设计得十分灵巧,便于翻身。随着科技的日益发展,现在的CPAP呼吸机已经可以做得非常小巧,便携性极佳,佩戴的舒适度也大有改善,所以OSAHS患者使用后广泛给予好评。近年来,CPAP呼吸机的价格也不断大幅下降,达到了大多数人完全可以承受的水平,所以越来越多的OSAHS患者欣然选择了这种非手术的治疗方案。目前，一般对于中重度的 OSAHS 患者或者预期手术效果不佳的患者，CPAP 呼吸机已经成为治疗的首选。前文已经说过，因为并不是所有患者都适合手术，或者有些老年患者以及合并各种慢性病者，本身的手术风险就较高，CPAP 呼吸机就成为最为可行的治疗方法了。

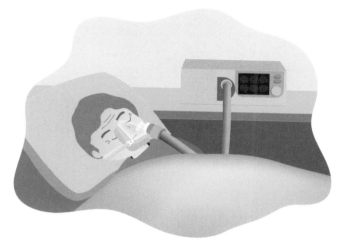

最后，针对一些轻度的 OSAHS 患者，还有一些简单的小妙招，比如，睡眠时选择侧卧位的睡姿有利于缓解夜眠打鼾。研究发现，在侧卧位时，OSAHS 患者的 AHI 指数要比仰卧位时下降多达 50％。这也很好理解，仰卧位时，舌根和颈部的软组织因为重力的原因会更压迫气道，侧卧位时这种情况鲜有发生。也有人说："我入睡的时候是侧卧位，但睡着后不自觉的就仰卧位了。"在这里教大家一个简单方法，可以在睡衣背后缝制固定一个网球，那晚上仰卧时背后硌着网球，自然而然就会侧过来继续睡了。

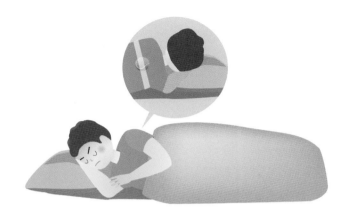

　　说了那么多方法，可见 OSAHS 的治疗并非有什么特效的、一劳永逸的办法，针对每个患者不同的情况，制定个性化、合适的治疗手段才是上策。

小孩子的打呼噜手术到底是怎么回事？

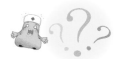

　　儿童打呼噜的手术方式并不恒定，根据不同的病因，有着不同的术式。可以说，从鼻腔、鼻咽、口腔、口咽、喉部，一直到气管，哪里有问题导致气道阻塞后引起打呼噜，并由此实施的手术，都可视为关于打呼噜的手术。但其中最主要的两个手术，即扁桃体切除术和腺样体切除术。

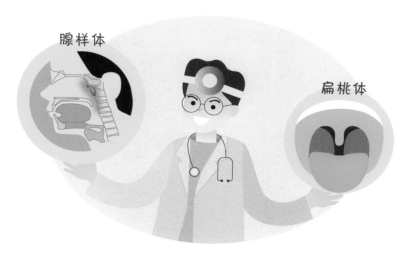

腺样体

扁桃体

扁桃体切除术和腺样体切除术的术式都经历了类似的发展历程，即从冷器械手术到热器械手术，再到低温等离子消融的过程。早在2000年前，古罗马医生塞尔苏斯（Aulus Cornelius Celsus）已经在他写的医学书籍中记录了扁桃体切除术的具体方法，还详细介绍了手术中如何用手指分离扁桃体组织。但现代外科手术意义上的扁桃体切除，始于19世纪费城医生菲齐克（P. S. Physick）所发明的扁桃体挤切术。他从当时的刑具"断头台"上找到灵感，发明了扁桃体挤切刀，从而可以快速地将扁桃体切除。同期，也出现了用于腺样体刮除的器械。医生将腺样体刮匙从口腔内直接塞到鼻咽部，完全是凭手感将腺样体刮除。可以想象，这样的手术容易导致腺体残留，切不干净。相对于后来所用的电刀等各种切割器械，这些手术单纯使用金属器械进行操作，所以称为冷器械手术。

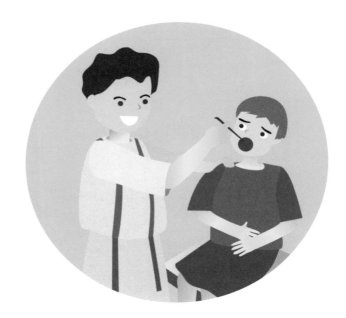

冷器械手术统治了扁桃体、腺样体手术 100 多年，直至后来出现新型手术切割工具。电刀或者电凝等新的器械对组织的高温凝结功能较好，解决了手术中容易出血的难题。这一改进也为手术者提供了清洁的手术术腔，医生不会因为出血过多而影响手术视野。但热器械手术也带来一个问题，就是电刀等器械对组织的热损伤会导致术后患者伤口疼痛明显加剧。所以，特别是在 20 世纪 90 年代以前，如何选择手术方式，是一个两难的选择。

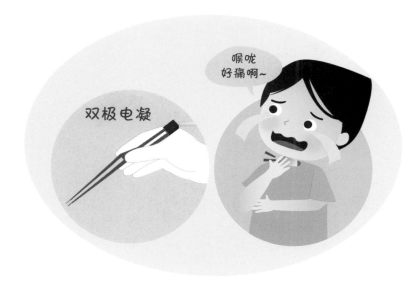

现在，我们日常听说的小朋友做扁桃体、腺样体手术时的"微创"概念，一般都是指应用了低温等离子刀。低温等离子刀可以用生理盐水为递质，使得刀头和组织间的液体形成等离子薄层，从而在 40～70℃的相对低温条件下精确切割组织。等离子刀对于软组织的切割作用精准而强大，切割过程中小血管也同时被凝结了，所以可以做到几乎不见血。而且，由于其低温的特性，手术过程中,刀头还用生理盐水不断冲刷,创面组织的热损伤就可以忽略不计了。可以说,低温等离子手术综合了冷器械和热器械手术的所有优点,避免了出血和热损伤这两大弊端。因此,进入 21 世纪后,低温等离子手术逐渐成为儿童扁桃体、腺样体手术的主流手术方式。大多数儿童在接受等离子手术后都能较快恢复,有时候还没出院,小孩子就在病房走廊里奔跑玩耍了。

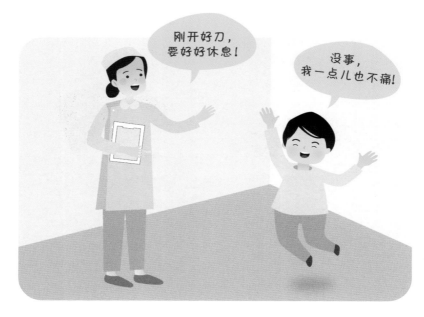

当然,除了手术方式不断革新外,一些手术相关的其他问题这些年来也不断改进。比如,即便是在 20 世纪 90 年代,大多数扁桃体、腺样体手术都是在局部麻醉下做的。对于手术的恐惧以及手术过程中的疼痛与窒息感,会让患儿留下深刻的心理阴影。而现在大多数手术都是全身麻醉下进行的,接受手术的小朋友往往睡一觉后会惊喜地发现手术已经做完了。另外,麻醉药物的进步和麻醉流程的规范也让麻醉对患儿的危险降到了极低的水平。

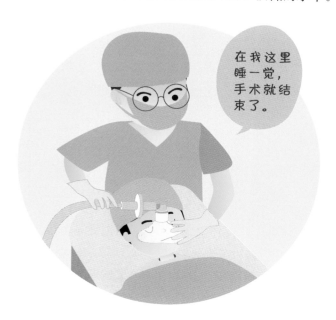

所以，作为打呼噜孩子的家长，没有必要对手术两个字闻之色变，对手术还是要有正确的认识。如果孩子真的出现了重度的OSAHS，或者其他方法反复治疗无效时，还是要听从耳鼻咽喉科医生的建议，及时手术。

打呼噜手术后要注意什么？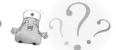

前面的章节我们已经知道，治疗打呼噜的手术有许多种，儿童主要是腺样体和扁桃体切除术，成年人则主要是腭咽成形术。这些手术虽然方式不同，但都有一个共同点，手术部位都是在鼻咽部或者口咽部。那这些手术术后我们要注意什么呢？

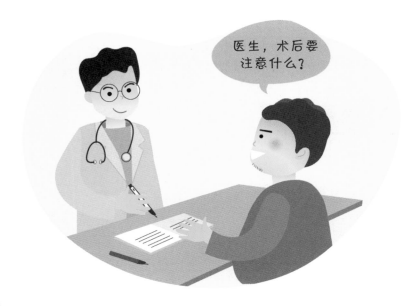

首先，最主要的是注意观察有无出血情况。不管是成年人还是孩子，咽喉部的手术，最大的风险点其实是术后出血。许多朋友也许了解，现在大部分咽喉部手术都宣称是微创的，甚至手术中都不会有出血，那术后出血是怎么回事呢？确实，这里的出血指的是术后出血，因为随着科技的进步，等离子刀、超声刀等手术设备的应用，目前咽喉部手术在术中基本可以做到创面不出血。即便这些先进设备在术中将手术创面止血做得再彻底，术后由于咳嗽、吞咽等动作，使得伤口小血管撕裂而再次出血的情况仍时有发生。还有些远期出血的情况，更是防不胜防。有些患者开好刀几天一切顺利，但是五六天后，由于伤口开始脱膜（黏膜伤口表面会出现类似皮肤结痂一样的膜，一般称为白膜），再次出血。大多数患者出血量都很少，但极少数患者会出现大量的活动性出血，这种情况就比较危急，不及时就医会发展成失血性休克，甚至危及生命。所以，术后一定要随时观察口腔中有无出血情况，一旦出血，应及时就医处理。

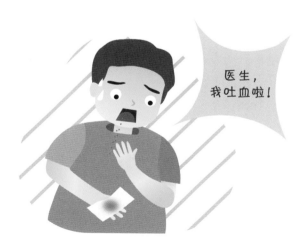

医生，
我吐血啦！

其次,术后特别要注意口腔卫生,防止创面感染。一般来说,术后短期会应用抗生素治疗,但患者出院后则一般不需要进一步口服抗生素。但不用抗生素,不代表不用抗感染,这时我们一般会建议适当应用漱口液漱口。漱口液的使用也有讲究,不建议使用含有酒精的漱口液,以免刺激伤口。同时也可以用一些康复新液等促进黏膜生长的含漱药品,有助于加快创面愈合速度。要特别注意的是,当我们刷牙的时候,尽量不要用力去刷后部的磨牙,这样很容易顶到扁桃体窝的伤口,从而导致外伤性出血。

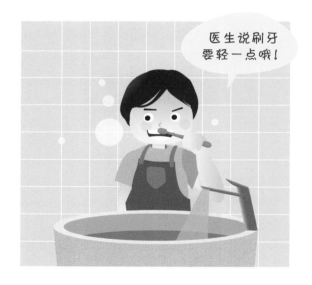

在饮食方面,也有许多地方需要注意。由于咽喉部有伤口,所以饮食首先考虑的是食物的质地。一般来说,术后第二天开始就可以进食半流质了。这里的半流质并不仅仅指粥,只要是质地类似于半流状态的都可以,比如面条、馄饨、肉糜等都可以吃。要注意的是食物中不可以有硬的骨头之类的残留物,同时避免辛辣刺激的口味，所有这些要求都是为了不刺激伤口，以免出血。

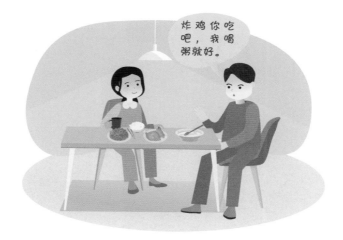

最后，咽喉部手术对于一般人来说最大的困扰是疼痛，所以合理应用止痛药也是相当重要的。虽然说手术过程由于全麻的原因一点都不痛，但是术后麻药效果消失后，咽喉的疼痛感会越来越明显。出院后，医生一般都会开一些口服止痛药物用来缓解疼痛，但并不是所有人都知道如何使用。有些人由于耐不住疼痛，就加倍吃止痛药，而有些人慑于止痛药副作用的威名，硬扛着不吃。这两种极端的想法都要不得！术后疼痛并不是硬扛就一定好，疼痛会引起吞咽动作减少，唾液一直含在口中，更容易导致伤口感染。止痛药只要在剂量范围之内，使用不超过1周，一般不会对身体造成严重危害，大可放心使用。

以上这些就是鼾症术后常见的注意事项，做好了这几点，便可安然度过术后危险期。

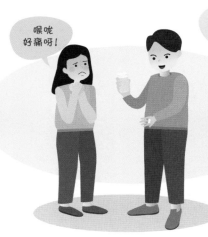

打呼噜手术后如何进行随访？

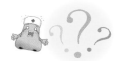

　　许多患者在接受鼾症手术后便认为一次手术就解决了所有的问题,从此告别了打呼噜的日子,再也没有憋气的烦恼了,但有时却事与愿违。

　　医生常常说:"七分靠手术,三分靠随访。"其实打呼噜手术后还有许多需要注意的地方,经常要就医随访。只有恢复好了,手术的效果才能达到百分百。

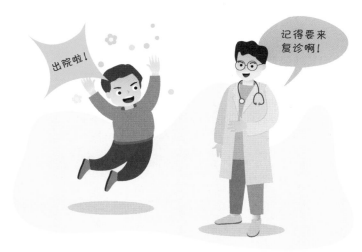

小孩子做了关于鼾症的手术,虽说手术效果比成年人要好,但也要定期随访。首先,手术后不久去看医生时,医生关注的主要是伤口的愈合情况以及有无感染发生。一般建议出院后两周左右,一定要让医生检查一下创面。小孩子有什么不舒服的地方,可以告诉医生,医生也可以从一些蛛丝马迹中了解可能的异常。有些孩子可能出现持续的口臭,一般都是因为创面感染所致,如果任其发展,可能会出现创面再次出血等严重并发症。有些腺样体切除后的孩子,可能反复出现鼻咽炎的症状,比如鼻音较重、吞咽时异物感明显、脓涕流向咽部等,有些还会继发中耳炎。所有这些情况,都需要医生进行专业治疗,否则容易迁延不愈,最终影响手术效果。

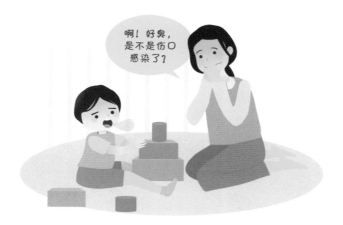

　　远期随访方面,医生主要注意的是小朋友鼾症恢复情况,以及一些中耳炎、鼻窦炎等并发症的恢复情况,尤其是腺样体肥大继发的分泌性中耳炎的恢复更要特别重视。腺样体手术后,中耳炎的恢复时间较长,往往要几个月以后才慢慢好转。定期让耳鼻咽喉科医生检查耳内镜以及听力情况,可以动态观察中耳炎的恢复过程,避免因治疗不及时而影响儿童听力。

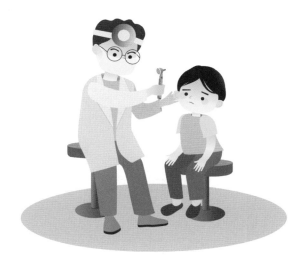

　　成年人做完手术后要注意的事情比起儿童有过之而无不及。术后近期随访方面，成年人和儿童的注意事项都差不多，主要的关注点还是创面有无感染，到底恢复如何。有所不同的是，在远期注意事项方面，成年人要注意的地方更多。通过前面的文章，我们已经知道，成年人打鼾的原因多是由于肥胖等后天因素。所以，即便通过腭咽成形术等手术治疗了鼾症，但往往打鼾憋气的症状并不一定完全消失。况且，许多人虽然手术做完后短期效果很好，但随着肥胖加重等原因的出现，鼾症的症状仍旧会回来。所以，许多肥胖患者不仅要来耳鼻咽喉科定期随访，也可以同时去内分泌科就诊，让专科医生给出专业的减肥建议。即便一切都好，鼾症手术后的患者也应该至少每年一次定期进行睡眠监测检查，从而了解有无夜间缺氧、气道低通气等不易察觉的隐患。

　　通过术后随访，我们也会发现许多手术效果不佳的患者。这个时候，及时干预就显得相当重要，其中尤其以 CPAP 呼吸机的应用尤为重要。特别是一些严重的鼾症患者，即便是接受了手术，症

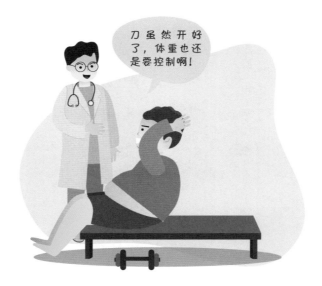

状有所好转，但仍需要呼吸机辅助睡眠。定期的随访检查及定期睡眠监测，可以评估患者的治疗效果，为后续制定个性化的治疗方案提供了保障。

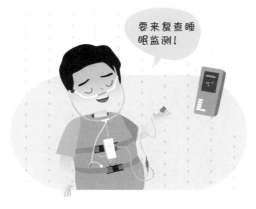

一言以蔽之，即便做好了手术，也不能认为万事大吉了，该看医生的时候还是要去看医生。

如何安睡到天亮？

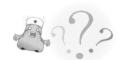

　　说到如何安睡，这里当然指的是整个睡眠周期都能安睡。

　　有些人有入睡障碍，有些人主要是睡得不安稳，还有些人睡眠时间短、醒得早。在这里，我向大家介绍一些能够安睡的方法，并不仅限于打呼噜的朋友，其他比如失眠的朋友也可以参考。

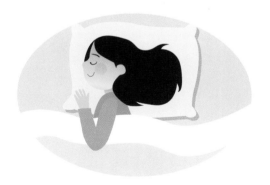

　　对于入睡困难者来说，心理压力的纾解尤其重要。当入睡困难的时候，许多人脑海中反复出现的念头是："我再不睡着，明天就会影响……"很多人被这个念头反复折磨，越是害怕，越是翻来覆去睡不着，进入了一个失眠的恶性循环。所以当我们睡不着时，不要强迫自己入睡,不妨在心里告诉自己,即便今晚不睡觉,明天也不会有什么影响。或者干脆起来坐一会,走一走,调节一下情绪,打断心里"害怕失眠"的这一强迫思维。再睡觉时,就比较容易了。

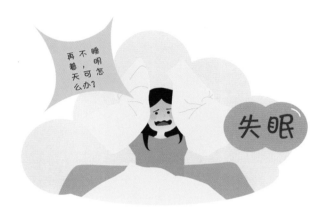

而对于打呼噜的朋友来说,一般鲜有入睡困难的情况,但睡眠往往比较浅,稍有动静就会醒,晚上睡得很不安稳。对于睡眠不安稳的情况,我们也可以从生活中的细节入手,去想一些小妙招来解决问题。

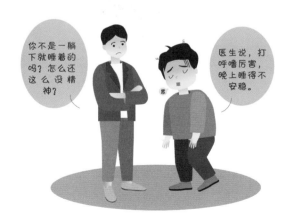

首先,良好的睡眠环境是安睡的基础。这里的环境既包括温度、湿度、安静程度等空间条件,也包括寝具、被褥、枕头等物质条件。如果炎热如三伏天没有空调制冷,寒冷如三九天没有暖被御寒,正常人也是无法安眠的。有些朋友来到酒店等陌生的就寝环境,换了熟悉的枕头,哪怕只有细微的枕头高度变化,也会让人辗转反侧无法入眠。所以,良好的睡眠环境是安睡的前提,每个人都应该找到让自己感到舒服的那个睡眠环境。

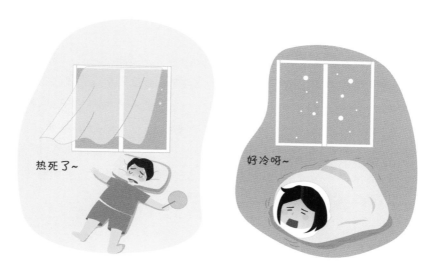

　　其次,睡前可以做一些让自己放松的事情。比如,睡前半小时的阅读可以让自己心平气和,更好地找到入睡的状态。有些人喜欢睡前听听音乐,这和阅读有异曲同工之妙。当然,这里的音乐一般都是以轻柔的乐曲为主,主要也是为了让身体放松。另外,睡前喝点牛奶,也可以提高睡眠质量。牛奶有一定的安神作用,特别是对于睡眠不安稳的朋友来说大有裨益。除了饮料外,睡前也可以适当泡泡脚。睡前泡脚可以促进身体血液循环,使身体得到一定的放松,情绪得到一定的舒缓,从而帮助自己更好地入眠。

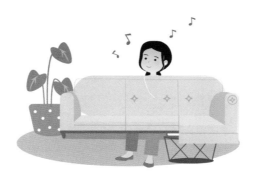

　　相对而言,睡前切忌做一些容易让身体兴奋的事情。睡前不要暴饮暴食,不要饮酒抽烟,也不应喝咖啡、茶饮等兴奋性饮料,这些食物和饮料会使人亢奋,难以入眠。睡前也不要做剧烈运动,因为剧烈运动后,身体处于兴奋状态,心率维持在相对较高的水平,短时间内很难安然入睡。当然,睡前不运动并不是说运动不利于安睡,关键还是运动的时机把握。白天适当合理的运动,反而有助于提高夜间睡眠质量。

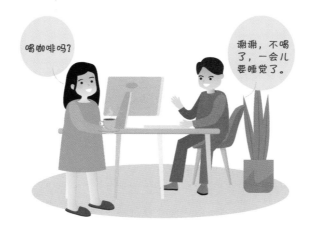

最后，一定要保持合理且相对固定的作息时间。每个人都有适合自己的作息时间，只要原则上做到不熬夜，入睡时间相对固定，睡眠时间充足，就是良好的作息时间。这也有助于体内的生物钟保持良好状态，不至于因为生物钟紊乱而出现睡眠障碍。

生活中，只要做到以上这些，每个人都能安睡到天亮。

关于安睡的一些中医食疗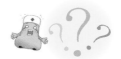

生活中要做到安睡到天亮,并不是一件容易的事,睡眠质量差或者失眠等问题会严重损害患者的身心健康,影响生活质量。除了西医治疗方案以外,我国传统的中医药在睡眠疾病治疗方面也是有一定办法的。

在改善睡眠方面,中医针灸、按摩、中药药枕等治疗手段都有较好的功效。另外,家庭食疗在一定程度上可以辅助调整失眠,帮助安睡,以下是推荐给有睡眠问题的朋友尝试的中医食疗方。

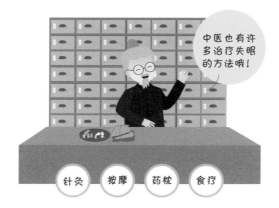

1. 介绍一些帮助安睡的食物与药物

牛奶：有镇静安神的作用，心烦气躁的时候喝一大杯牛奶可以镇静安神。

牡蛎肉：《本草纲目拾遗》认为有养血安神作用。《食经》亦载，"治夜不眠，志意不定"。

鳗鲡肉：有补虚健脾、养心安神、助睡眠的功效。

黄鱼：有健脾养胃、护肝补肾、安神镇定的作用，减少焦虑和紧张等不良情绪的发生，对失眠有一定的疗效。

阿胶：有滋阴养血的作用，可以用于失眠症状的治疗。临床观察表明，黄连阿胶炖鸡子黄具有滋阴降火、养血安神的功效。

珍珠：《中华人民共和国药典》及《中药大辞典》均指明，珍珠具有安神定惊的功效。

黄花菜：是一种比较有效的帮助经常失眠的人恢复良好睡眠的食物。

桑葚：就是桑树的果穗，味甘性寒，能养血滋阴、补益肝肾，常被用来治疗阴虚阳亢引起的眩晕失眠之症。

莴笋：莴笋中的一种乳白色浆液（莴苣苦素）具有安神镇定作用，最适宜失眠者。特别是睡前服用，助眠功效更明显。

桂圆肉：具有补益心脾、养血安神的作用，可用于失眠健忘、神经衰弱等。中医治疗心脾两虚、失眠多梦的方剂"归脾丸"就有桂圆肉。

莲子：中医认为莲子性平，味甘、涩，入心、脾、肾经，具有补益心气、健脾止泻、补肾固精的作用，治疗心肾不交、失眠多梦的症状。

百合：入心经，能清心除烦、宁心安神，对老年性失眠、神经官能症、更年期综合征引起的失眠、多梦有较好的疗效。能够润肺止咳、清心安神，具有止咳、镇静、抗疲劳、提高免疫力的作用。

大枣：具有补中益气、养血安神的作用，治疗因心虚肝郁引起的睡眠不佳、神志失常等症状。

灵芝：是中国最早的中药学著作《神农本草经》里的上品中药，可以改善睡眠。

小米：又称粟米，富含 5 -羟色胺，可使大脑思维活动受到暂时抑制，人便产生困倦感觉，其功用在于健脾、和胃、安眠。

天麻：具有平肝、熄风、止痉的功效。现代研究发现，天麻还有镇静、抗惊厥、促进睡眠的作用。

五味子：具有滋阴和阳、敛阳入阴、协调脏腑而达安神定志的功效。

茯苓：久服可以安神，具有安魂养神、不饥延年等功效。

2. 教大家一些有助于安睡的食疗方

莲子芡实红枣糯米粥：莲心 30 个，加水、少许食盐水煎，每晚睡前服用，有清心除烦的功效，用于心热梦多、易失眠者。红枣 30～50 克，加少许白糖，煎汤，于睡前服用，治疗虚劳烦闷不得眠。或者将莲子、红枣与芡实、糯米几种食品合在一起做莲子芡实红枣糯米粥，效果会更好。

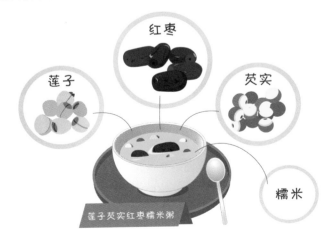

莲子芡实红枣糯米粥

酸枣仁粥：酸枣仁末 15 克，粳米 100 克。先将粳米煮熟，再下酸枣仁末煮 5 分钟。具有养心安神、宁心止汗的作用，适合失眠、多梦、心悸、心烦、体虚多汗者食用。

百合莲子粥：取干百合、莲子（带芯，水中泡发）、冰糖各 30 克，粳米 100 克。干百合、粳米、莲子一同放于锅中熬煮，快熟时加入冰糖。此粥清热养阴、润肺安神，适合失眠多梦伴心火旺盛、焦虑烦躁者食用。

栗子红枣乌鸡汤：乌鸡 1 只，洗净，切块。再与 20 个去壳板栗、20 枚红枣，一同放入砂锅内，加清水，用文火煮炖至鸡肉烂熟。此方有健脾益胃、补肾填精的功效，适用于脾胃虚弱、气血不足所致的失眠多梦。

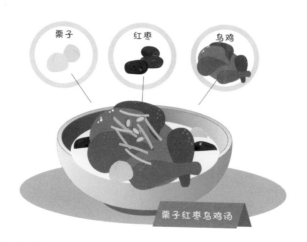

栗子红枣乌鸡汤

甘麦枣藕汤：莲藕 250 克，小麦 75 克，甘草 12 克，红枣 5 颗，盐 3 克。将小麦洗净，泡水 1 小时。红枣泡软，去核。将小麦、甘草、红枣加水煮开，再加莲藕小火煮软，最后加盐调味。此汤有益气养血、宁心安神的作用，特别适合气色不佳的失眠者。

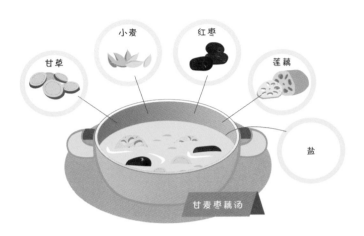

甘麦枣藕汤

五子登科羹：枸杞子 10 克，麦芽 20 克，莲肉 20 克，薏米 50 克，红枣 10 克，洗净加水煮烂，用生首乌粉 10 克勾芡成羹食用，甜食者放适量冰糖，咸食者放适量食盐、香油。不宜放蔗糖、味精。

菊花山楂橘皮茶：又称菊花宁神饮。杭菊花 10 克，生山楂 30 克，橘皮 20 克，洗净冷水浸泡 1 小时以上，煮沸后去渣存水，加蜂蜜适量，冷热饮均可。

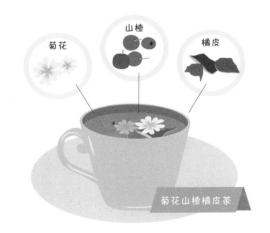

菊花山楂橘皮茶

苓山素菜包：水发黑木耳或白木耳 30 克,青菜 100 克,枸杞子 10 克,洗净剁碎,加调料做成馅。茯苓粉、山药粉、薏米粉各 100 克,面粉 50 克,和匀水调发酵,做成包子,蒸熟食用。

　　一身清白：水发白木耳 20 克,百合 30 克(洗净撕开),芹菜 200 克(洗净切段),油锅煸炒至熟盛盘上桌。

　　红黑双赢：水发黑木耳 30 克(洗净撕开焯熟),西红柿 200 克(洗净切丁),油锅煸炒至熟盛盘上桌。

　　我们中国人讲究"药食同源",许多平时常见的食物,只要搭配合理,持之以恒,都能潜移默化地滋润改善我们的身体状况。古人是这样评论的："无功可言,无德可见,而人登寿域",这就是食疗的妙处。

图书在版编目（CIP）数据

你不知道的打呼噜秘密 / 庞宇峰主编. —上海：复旦大学出版社，2023. 10
（你不知道的秘密系列丛书 / 庞宇峰主编）
ISBN 978-7-309-16991-1

Ⅰ.①你… Ⅱ.①庞… Ⅲ.①睡眠-呼吸暂停-综合征-防治-普及读物 Ⅳ.①R56-49

中国国家版本馆 CIP 数据核字（2023）第 171157 号

你不知道的打呼噜秘密
庞宇峰 主编
责任编辑/贺 琦

复旦大学出版社有限公司出版发行
上海市国权路 579 号 邮编：200433
网址：fupnet@ fudanpress. com http://www. fudanpress. com
门市零售：86-21-65102580 团体订购：86-21-65104505
出版部电话：86-21-65642845
上海丽佳制版印刷有限公司

开本 890 毫米×1240 毫米 1/32 印张 3.5 字数 82 千字
2023 年 10 月第 1 版
2023 年 10 月第 1 版第 1 次印刷

ISBN 978-7-309-16991-1/R·2055
定价：38.00 元